DIE

ANATOMIE DES AUGES

BEI

DEN GRIECHEN UND RÖMERN.

Von

DR. HUGO MAGNUS,

DOCENT DER AUGENHEILKUNDE AN DER UNIVERSITÄT ZU BRESLAU.

LEIPZIG,

VERLAG VON VEIT & COMP.

1878.

DIE

ANATOMIE DES AUGES

BEI

DEN GRIECHEN UND RÖMERN.

Von

Dr. HUGO MAGNUS,

DOCENT DER AUGENHEILKUNDE AN DER UNIVERSITÄT ZU BRESLAU.

LEIPZIG,

VERLAG VON VEIT & COMP.

1878.

Druck von Metzger & Wittig in Leipzig.

Vorwort.

In dem vorliegenden Werkchen übergebe ich dem ärztlichen Publikum eine auf ausschliesslichem Quellenstudium beruhende Bearbeitung der antiken Anatomie des Auges. Der hervorragende Einfluss, welchen grade die antike Anatomie des Auges auf die Entwickelung der gesammten Augenheilkunde bis tief in die neuere Zeit hinein ausgeübt hat, macht für Jeden, welcher den Entwickelungsgang unserer Specialwissenschaft überblicken und verstehen will, die Kenntniss der antiken Ophthalmoanatomie unerlässlich. Und da die jüngst erschienene vortreffliche Geschichte der Augenheilkunde von Hirsch gemäss ihrer ganzen Anlage sich nicht auf eine erschöpfende Bearbeitung der antiken Anatomie des Auges einlassen, vielmehr sich nur auf eine oberflächliche und knappe Darstellung grade dieser Disciplin beschränken durfte, so hoffe ich durch meine vorliegende Untersuchung einem für historisch-ophthalmologische Studien sehr fühlbaren Bedürfniss genügt zu haben.

Breslau im Februar 1878.

Magnus.

Erste Periode.

Von den ältesten Zeiten bis zum Auftreten des Herophilus.

Obwohl das griechische Volk in keiner anderen Epoche seines Daseins grössere Aerzte und Naturforscher gesehen hat, als grade in der Periode, welche der alexandrinischen Zeit vorausgeht, so hat sich doch die Kenntniss von dem anatomischen Bau des Auges zu keiner Zeit in einem kläglicheren und unwürdigeren Zustand befunden, als grade in jenen frühen Epochen; sowohl von dem grössten Kliniker jener Zeit, von Hippokrates, als auch von dem hervorragendsten Physiologen, von Aristoteles, ist die Anatomie des Auges in der stiefmütterlichsten Weise behandelt worden. Und die Unterlassungssünde, welche sich diese beiden grossen Meister der griechischen Naturwissenschaft zu schulden kommen liessen, sie ist von den kleineren Geistern ihrer Zeit gleichfalls nicht gesühnt worden. Uns ist in der gesammten medicinischen und naturwissenschaftlichen Literatur der voralexandrinischen Periode auch nicht ein einziges Werk bekannt, das sich in eingehender Weise mit der anatomischen Zergliederung des Auges, sei es des menschlichen oder des thierischen[1], beschäftigte. Alle Bemerkungen, welche von den verschiedensten Autoren gelegentlich über die anatomischen Verhältnisse des Auges gemacht werden, zeigen deutlich, dass man auch noch nicht im

[1] Wenn auch Aristoteles grade der comparativen Anatomie des Sehorgans ein gewisses Interesse zugewendet und dasselbe durch zahlreiche Bemerkungen über Bau und Function des Auges bei den verschiedensten Thierclassen bethätigt hat, so beziehen sich doch seine Angaben meist mehr auf die der äusserlichen Betrachtung leicht zugänglichen Organe, wie Lider, Brauen, Wimpern, über welche er z. B. De

Entferntesten daran gedacht hatte, durch eine, und wenn auch noch so rohe und oberflächliche Zergliederung einen Einblick zu gewinnen in den anatomischen Bau des menschlichen Sehorgans. Man begnügte sich vielmehr lediglich mit ganz oberflächlichen und unvollkommenen Vorstellungen, die häufig genug ihre Existenz mehr einer theoretischen Construction, als wirklichen Beobachtungen verdankten; zumal die thatsächlichen Beobachtungen meist nur sehr kümmerlicher und wenig verlässlicher Natur waren. Denn entweder beschränkte man sich nur auf diejenigen Kenntnisse hinsichtlich des anatomischen Baues des Auges, welche man bei der äusseren Betrachtung desselben ohne sonderliche Mühe zu erlangen vermochte, oder man benutzte wohl auch Verwundungen des Auges oder des Gesichtes, um einen Einblick zu gewinnen in den inneren Bau des Augapfels; so stützten sich z. B. die Kenntnisse, welche die Hippokratiker von dem Inneren des Bulbus besassen, nach deren eigenem Geständniss[1] lediglich nur auf diejenigen Beobachtungen, welche sie gelegentlich bedeutenderer Verletzungen machen konnten. Neben diesen kümmerlichen, meist dem Zufall abgewonnenen Beobachtungen beschäftigte man sich wohl auch mit comparativ-anatomischen Studien — und dies schon in ziemlich frühen Perioden, so wird z. B. von Alcmaeon, einem Schüler des Pythagoros, dergleichen berichtet[2] —, doch waren diese meist nur recht oberflächlich und hatten noch ausserdem den grossen Uebelstand im Gefolge, dass man auf Grund der Kenntniss, welche man am Thierauge gewonnen hatte, die anatomischen Verhältnisse des menschlichen Sehorgans theoretisch zu construiren begann. So trug selbst Aristoteles[3] keinerlei Bedenken, sich auf dem eben angedeuteten Wege seine Vorstellungen von dem Bau der einzelnen Organe des menschlichen Körpers zu entwerfen; er sagt über diesen Punct: „Die äusserlich sichtbaren Theile nun sind auf solche Weise angeordnet und wie gesagt, vorzugsweise durch Namen unterschieden und uns wegen des fortwährenden Gebrauchs derselben geläufig. Umgekehrt sind dagegen die inneren Theile der Menschen am wenigsten bekannt, sodass man bei ihrer Erforschung auf die

---

partibus animal. Lib. II. Cap. 13—15 recht ausführlich handelt, während er dagegen den inneren Organen des Bulbus, welche erst durch eine sorgfältigere Zergliederung studirt werden können, eine bei weitem geringere Beachtung zu Theil werden lässt.

[1] Lib. de carnibus.

[2] Chalcidius, der bekannte Commentator des Plato, behauptet: Alcmaeon sei der erste gewesen, welcher den Versuch gemacht habe, das Auge zu zergliedern. Vergl. die Ausgabe von Meursius p. 340.

[3] Aristoteles. Thierkunde. Bd. I. Lib. I. Cap. 16. §. 64. p. 232.

Theile der anderen Thiere, denen sie an Bildung ähnlich sind, zurückkehren muss.“ Dass bei einer derartigen, weniger auf genauen Beobachtungen und sichergestellten Thatsachen beruhenden, als vielmehr lediglich schlussweise construirten Anatomie des menschlichen Auges sich die gröbsten Irrthümer einschleichen und die verworrensten und unklarsten Vorstellungen über den Bau des Sehorganes herrschen mussten, bedarf eigentlich kaum eines besonderen Hinweises. Diesem Umstande ist es wohl zuzuschreiben, dass in dieser gesammten ersten Periode die antike Opthalmologie eine einheitliche und einigermassen präcise Nomenclatur des Auges so gut wie ganz entbehrte; höchstens trugen die äusserlich sichtbaren, der digitalen Untersuchung zugänglichen Theile desselben feste Namen, während dagegen die inneren Organe einer bestimmten Bezeichnung eigentlich noch so gut wie ganz entbehrten. Derselbe Ausdruck wurde benutzt, um die heterogensten Theile des Augapfels zu bezeichnen; so wurde z. B. das Wort κόρη, welches in der späteren Gräcität die zweifellose Bedeutung von Pupille erlangt hatte, zur Bezeichnung der verschiedensten Organe des Auges gebraucht, indem die hippokratische Zeit darunter bald die Pupille allein, bald die Pupille in Gemeinschaft mit dem flüssigen Inhalt der Bulbuskapsel verstand[1]; in ähnlicher Weise fasste auch Aristoteles unter der Bezeichnung κόρη den gesammten Inhalt des Auges zusammen und stellte diesen Sammelnamen in directen Gegensatz zu der äusseren Umhüllung desselben[2], während er an anderen Stellen wieder nur die Pupille mit dem gleichen Namen belegt; so z. B. Thierkunde Lib. IV. Cap. 8, S. 80, wo er von den Augen des Spalax typhlus sagt; „ἔχουσι γὰρ τὸ τὲ μέλαν κὰι τὸ ἐντὸς τοῦ μέλανος τὴν καλουμένην κόρην.“ Die Dichter dieser Periode vermehren diese Unklarheit in der Bedeutung des Wortes κόρη noch, indem sie darunter wohl auch das gesammte Auge verstehen. Genau in derselben Weise wird auch der Ausdruck ὄψις für die Bezeichnung der verschiedensten Theile des Auges in

---

[1] Man vergleiche über die Bedeutung von κόρη noch: Wallroth Syntagma p. 57 ff., sowie Andreae Augenheilkunde des Hippokrates, p. 59.

[2] Besonders deutlich geht dieser Gebrauch von κόρη aus folgender Stelle hervor, die sich in der Thierkunde Lib. I. Cap. 9. § 42 findet und lautet: „τὸ δ'ἐντὸς τοῦ ὀφθαλμοῦ, τὸ μὲν ὑγρὸν, ᾧ βλέπει, κόρη, τὸ δὲ περὶ τοῦτο μέλαν, τὸ δ'ἐκτὸς τούτου λευκόν“.

Uebrigens wurden die Ausdrücke, mit welchen man die verschiedenen Theile des menschlichen Auges belegte, auch vielfach in übertragenem Sinne gebraucht. Ja die griechischen und römischen Schriftsteller scheinen von der metaphorischen Anwendung der okulistischen Nomenclatur sogar einen recht bedeutenden Gebrauch gemacht zu haben; man vergl. hierüber: Morel. De vocabulis u. s. w,

Anspruch genommen; so nennt z. B. Hippokrates bald das Auge in seiner Totalität ὄψις (De loc. in hom.), bald wieder nur die Pupille[1] (De visu. Cap. 1), während er an anderen Stellen überhaupt die Fähigkeit zu sehen, also etwa entsprechend dem heutigen Begriff der Sehschärfe, mit dem Ausdruck ὄψις belegt.

Diese Unklarheit und Verworrenheit in der Nomenclatur des menschlichen Auges entwirft ein getreues und charakteristisches Bild von dem traurigen Zustand, in welchem sich die Anatomie dieses wichtigen Organes grade in dieser ersten Periode der grichischen Okulistik befunden haben muss.

Nachdem wir in dem Vorangehenden den Zustand, in welchem sich die Anatomie des Auges in der voralexandrinischen Zeit befunden hat, im Allgemeinen charakterisirt haben, erübrigt nunmehr, speciell die anatomische Kenntniss von den einzelnen Theilen des Sehorganes zu besprechen.

Brauen und Lider.

Das klarste und erschöpfendste Bild von der Kenntniss der Brauen und Lider in dieser ersten Periode der antiken Ophthalmoanatomie findet sich bei Aristoteles. Hippokrates war zwar auch mit der Anatomie dieser Theile leidlich vertraut, doch beschränken sich die Nachrichten, welche wir von ihm über diese Organe besitzen, ausschliesslich nur auf einzelne nebensächliche Bemerkungen, die er gelegentlich seiner klinischen Beobachtungen macht, während dagegen Aristoteles in seinem Werke: De partibus animalium wiederholentlich ausführlichere Mittheilungen über Bau und Function der Brauen und Lider macht.

---

[1] In der Bedeutung von Pupille wurde übrigens der Ausdruck ὄψις auch in der späteren griechischen Medicin von einzelnen Autoren noch gebraucht, während andere dagegen darauf drangen, mit diesem Wort nur die Sehschärfe zu bezeichnen und die Pupille lediglich nur mit den Ausdrücken κόρη oder γλήνη zu belegen. Rufus. Lib. II. Cap. 5.

Dieses der antiken Ophthalmologie eigenthümliche Identificiren der Begriffe Pupille und Sehschärfe wird unter Berücksichtigung der damals herrschenden physiologischen Vorstellungen leicht verständlich; denn da der antiken Ophthalmophysiologie die Pupille und die ihr unmittelbar benachbarten Theile als der eigentliche Sitz des Sehvermögens galten, so deckten sich diese beiden Begriffe für sie eigentlich.

Man vergleiche über die Bedeutung beider Ausdrücke: Stephanus Thesaurus graecae linguae. Ed. Hase et Dindorf Vol. II. p. 283. Vol. IV. p. 1832.

Die Brauen, ὀφρύες, spielten in der antiken Welt zwar eine hervorragende Rolle, doch weniger in der Ophthalmologie, als vielmehr im Gebiet der medicinischen Semiotik und vor allem in der Physiognomik. Ihre Bedeutung für den Augenarzt war eine ganz nebensächliche; man sah in ihnen höchstens Schutzmittel gegen den Schweiss und entwaige andere in das Auge eindringende fremde Körper. Dagegen vindicirte man der Brauengegend[1] eine anatomisch ganz ungerechtfertigte Bedeutung, indem man nämlich annahm: die Brauen befänden sich grade auf der Verbindungsstelle zweier Knochen, welche im Alter auseinander weichen und so die im Kopf vorausgesetzte Flüssigkeit in mehr oder minder reichlicher Menge austreten lassen sollten. In Folge dieses reichlicheren Zuströmens von Flüssigkeiten sollte dann auch im Alter ein stärkeres Wachsthum der Brauen statt haben. Aristoteles gedenkt dieser Annahme wiederholentlich, so z. B.: De partibus animal. Lib. II. Cap. 15, ferner: Historia animal. Lib. III. Cap. 11, §. 74, wo er sagt: „Bei manchen werden im Alter auch die Augenbrauen so buschig, dass sie abgeschoren[2] werden müssen; sie liegen nämlich an der Verbindungsstelle von Knochen, welche im Alter auseinander weichen und daher mehr Feuchtigkeit hindurchlassen.“ Ob die in der späteren Ophthalmologie übliche anatomische Trennung der Brauen in einen medialen Theil, den sogenannten Kopf der Braue, κεφαλή, und einen temporalen Abschnitt, den Brauenschwanz, οὐρόν[3], schon in dieser ersten Periode allgemein giltig gewesen sein dürfte, mag dahingestellt bleiben. Die einzelnen Haare der Brauen führten den Namen τύλοι.

Anlangend die semiotische Bedeutung der Brauen, so legte man auf deren Stellung und Form bei gewissen Krankheiten einen nicht geringen prognostischen Werth; Hippokrates führt verschiedene derartige Merkmale an, so sagt er z. B. Aphorism. IV. 49: „Wenn in einem nicht wechselnden Fieber die Lippen oder die Augenbrauen, oder das Auge selbst oder die Nase verzogen wird u. s. w., so deutet dies einen nahen Tod an.“[4]

---

[1] Auch für die Ophthalmopathologie besass die Brauengegend bereits eine gewisse Bedeutung; so kannte schon die vorhippokratische Zeit die Erscheinung, dass Wunden jener Gegend unter Umständen Sehstörungen hervorrufen könnten; die coischen Praenotiones sagen hierüber. 510: τὴν δὲ ὄψιν ἀμαυροῦνται ἐν τοῖσι τρώμασιν ἐς τὴν ὀφρῦν καὶ μικρὸν ἐπάνω.

[2] Abweichend von diesem griechischen Gebrauch lehrten die ägyptischen Priester die Unverletzlichkeit der Brauen; da die Haare der Brauen und Lider mit dem Menschen geboren würden, so dürften dieselben auch nicht abgeschnitten werden. Man vergl. Pollux. Onomasticon. Amstelaedami 1706. Lib. II. Cap. IV.

[3] Pollux. Onomasticon. Lib, II. Cap. IV.

[4] Aehnliche Angaben finden sich wiederholentlich; so z. B. Lib. II. de morbis,

Eine nicht minder hervorragende Rolle spielten die Brauen in der Physiognomik, eine Wissenschaft, welche im Alterthum bekanntlich des grössten Ansehens[1] sich erfreute und von den bedeutendsten Gelehrten einer eingehenden Behandlung gewürdigt wurde. Doch würde es uns von unserem eigentlichen Zweck zu weit abführen, wollten wir auf die Einzelnheiten dieser Disciplin, selbst auch nur insoweit als sie auf das Auge Bezug nehmen, näher eingehen. Und müssen wir uns deshalb ein für allemal mit einem Hinweis auf die einschlägige Literatur[2] abfinden.

Die Lider waren hinsichtlich ihrer anatomischen Eigenthümlichkeiten der in Rede stehenden Epoche des Alterthums ziemlich genau bekannt. In den hippokratischen Schriften werden sie mit dem Namen βλέφαρα belegt, eine Bezeichnung, welche auch bei den anderen Schriftstellern dieser Zeit, die hauptsächlich übliche gewesen zu sein scheint. Daneben wurden wohl auch noch andere Namen ab und zu gebraucht; so nennt z. B. Aristoteles[3] das Lid einmal βλεφαρίς, ein Ausdruck, dessen man sich für gewöhnlich nur zur Bezeichnung der Wimpern bediente.

Die äusserlich sichtbare Form und Anordnung der Lider ist eine so einfache und leicht verständliche, dass dieselbe dem feinen Blick der Alten nicht weniger bekannt war, als der modernen Anatomie. Man

---

wo es heisst: ὀφρύες δοκέουσι οἱ ἐπικέεσθαι oder ebendaselbst αἱ ὀφρύες ἐπικρέμασθαι δοκέουσι u. s. w. Ueberhaupt hat grade die Semiologie des Auges in dieser Periode eine sehr bedeutende Rolle gespielt und muss man den feinen Blick, mit welchem die alten Aerzten die verschiedensten Veränderungen des Auges, sowie seiner Umgebungen ihrer semiotischen Bedeutung nach würdigten, bewundern. Die ursächlichen Momente, welche dieser hohen Entwickelung der Semiologie des Auges im Alterthum zu Grunde lagen, sollen am Schluss dieser ersten Periode näher erörtert und untersucht werden.

[1] Einen Begriff von der grossen Bedeutung, welche die alte Welt der Physiognomik einräumte, kann man sich wohl am besten machen, wenn man erfährt, dass der berühmte Pythagoras keinen Schüler eher aufnahm, als bis er ihn physiognomisch auf das Genaueste untersucht hatte. Gellius. Lib. I. Cap. IX. p. 49 erzählt diese Thatsache mit folgenden Worten: „Ordo atque ratio Pythagorae ac deinceps familiae successionis ejus recipiendi instituendique discipulos hujusmodi fuisse traditus. Jam a principio adulescentes, qui sese ad discendum obtulerant, ἐφυσιογνωμόνει.“

[2] Einen vorzüglichen Ueberblick über das Wesen und die Leistungen der antiken Physiognomik bietet: Franz Scriptores physiognomiae. Altenburg 1780, welches Werk die physiognomischen Schriften des Aristoteles, Polemon, Adamantius und Melampus enthält. Während bei Wallroth eine übersichtliche Zusammenstellung aller der Beziehungen zu finden ist, in welchen auch die späteren Perioden des Alterthums die Brauen hinsichtlich ihrer semiotischen, wie physiognomischen und culturgeschichtlichen Bedeutung zu gebrauchen pflegten.

[3] Man vergl. Stephanus. Bd. II. p. 213.

theilte[1] bereits damals die Lider in obere und untere; unterschied einen nasalen und temporalen Theil mit den betreffenden Augenwinkeln; kannte die Cilien ihrer normalen Stellung und Lage nach ganz genau. Auch scheint man bereits von dem Wechsel der Cilien eine gewisse Kenntniss gehabt zu haben, wenigstens deutet Aristoteles Hist. animal. Lib. III, Cap. 11 auf einen physiologischen Wechsel derselben hin. Dahingegen waren die Einblicke, welche man in das innere Gefüge der Lider gethan hatte, um vieles weniger befriedigend. Von der Muskulatur der Lider scheint die antike Ophthalmologie vor dem Auftreten des Herophilus kaum eine Ahnung gehabt zu haben und konnte dieselben eigentlich auch noch nicht besitzen. Denn da ihr noch jegliche Vorstellung von der anatomisch-physiologischen Werthigkeit des Muskels fehlte[2], so fühlte sie auch gewiss nicht das Bedürfniss einen Bewegungsapparat der Lider aufzufinden und genau kennen zu lernen. Und dies um so weniger, da man zur Erklärung der Liderbewegungen eines muskulösen Organes gar nicht einmal bedurfte, vielmehr sich Vorstellungen darüber gemacht hatte, welche auch ohne die Existenz eines Muskels vorauszusetzen, den alten Forschern vollständig genügten. Galen kritisirt diese Bestrebungen der voralexandri-

---

[1] **Pollux.** Onomasticon Lib. II. Cap. 4 macht über die Nomenclatur der Lider und Brauen noch folgende Angaben. Die Lider wurden hiernach auch mit der allgemeinen Bezeichnung σκύνια oder κύλα, oder wohl auch mit dem noch allgemeineren καλύμματα belegt; das obere Lid trug den besonderen Namen ἐπικυλίδες oder bloss κυλίδες, oder ἀνάκυλα, während dagegen das untere Lid schlechtweg βλέφαρον genannt wurde. In Ableitung von diesen Namen wurden die Brauen ἐπισκύνια genannt und bezeichnete man den pathologisch geschwellten Zustand der Lider, wie er bei gewissen Erkrankungen beobachtet wird, mit dem Verbum κυλοιδιᾷν. Die in den Lidern sich findenden Falten hiessen ἕλιγγες, während die Abschnitte des Lides, welche die Wimpern tragen, mit den verschiedensten Ausdrücken versehen wurden, als ἔλυτρα, ἐντριχώματα, ὀρχοὶ, ταρσοί; das letztere Wort wurde auch in speciellem Sinn bekanntlich nur für den Lidknorpel gebraucht. Der innere Augenwinkel trug die Namen πηραὶ oder auch ῥαντῆρες um damit anzudeuten, dass hier der Thränenabfluss stattfinde, während dagegen der äussere παρωπίαι hiess; die Wurzeln d. h. also die äussersten Enden der Winkel nannte man ἐγκανθίδες und ἐπικανθίδες.

Den äusseren Umfang der Lider, d. h. die Gegend, wo die Lider an den Knochenrand der Orbita grenzen, bezeichnete man als κόγχοι; weniger klar ist, was man mit dem Ausdruck ἠών kennzeichnen wollte; Pollux sagt über dies Wort: „ἠὼν δὲ πᾶσα ἡ τῶν ὀφθαλμῶν περιγραφή.“

[2] Aristoteles sprach die Muskulatur, welche er schlechthin mit dem Namen Fleisch belegte, lediglich nur als Sitz des Gefühlssinns an; von einer motorischen Function derselben vermochte er sich aber noch keinerlei Vorstellungen zu machen. Auch seine anatomischen Kenntnisse waren nach dieser Seite hin höchst kümmerlich; so fasst er die allgemeine Charakteristik der Muskulatur zusammen: „Das Fleisch liegt zwischen Haut und Knochen und lässt sich in allen Richtungen, nicht bloss wie Sehnen und Adern der Länge nach theilen.“ Hist. animal. Lib. III. Cap. 12.

nischen Aerzte mit folgenden Worten: „Einige Sophisten, welche die das Lid bewegenden Muskeln nicht auffanden, noch die Art und Weise dieser Bewegungen sich erklären konnten, waren so unverschämt, gradewegs zu leugnen, dass die Bewegung der Lider von unserem Willen abhänge und zu behaupten, dieselben seien angeboren und wie die Bewegungen des Magens, des Herzens und vieler anderen Organe vom Willen unabhängig und geschähen unvorsätzlich." Daher kommt es wohl auch, dass weder bei den Hippokratikern noch auch bei Aristoteles sich ein deutlicher Hinweis auf die Lidmuskulatur finden lässt; ja der letztere scheint sogar die Anwesenheit eines muskulösen Apparates im Lid vollständig zu leugnen; denn er sagt: De partibus animal. Lib. II. Cap. 13 ganz ausdrücklich: „Das Augenlid ist aber rings von Haut umgeben, darum heilt das Augenlid ebensowenig wie die Vorhaut zusammen, weil sie nämlich ohne Fleisch sind." Und eben derselben Behauptung begegnen wir auch in seiner Hist. animal. Lib. III. Cap. 11, wo es heisst: „Theile, welche nur aus Haut bestehen, wachsen, wenn sie durchschnitten werden, nicht wieder zusammen, wie der dünne Theil der Wange die Vorhaut und das Augenlid." Genau dieselbe Behauptung findet sich noch Hist. animal. Lib. I. Cap. 13.[1] Zugleich zeigt diese

[1] Die Vorstellung, dass Wunden der Lider in Folge des mangelnden Fleischgehaltes der letzteren nicht wieder zusammenzuheilen vermöchten, musste, wenn sie eine allgemein verbreitete war, auf die chirurgische Behandlung der Lidkrankheiten von dem schwerwiegendsten Einfluss sein. So lange man dieser Ansicht huldigte — und auf die Autorität des Aristoteles hin haben gewiss der grösste Theil der damaligen Aerzte dieser Lehre angehangen — musste man sich doch ohne Zweifel eines jeden chirurgischen Eingriffes bei Erkrankungen der Lider enthalten. Denn wie hätte man es wohl wagen dürfen, einen Schnitt in die Lider zu thun, wenn man voraussah, dass mit diesem Schnitt die anatomische Einheit des operirten Lides unwiederbringlich geopfert wurde. Und somit durfte gewiss kein Arzt, so lange er in dem beengenden Bann dieser aristotelischen Lehre befangen war, daran denken, das Lid durch einen dreisten Schnitt behufs einer therapeutischen Massnahme anzugreifen. Und wirklich sehen wir auch, entsprechend unserem Raisonnement, in der voralexandrinischen Zeit die Lidchirurgie sich nur in sehr engen Grenzen bewegen. In der hippokratischen Medicin (De visu) beschränkte sich dieselbe nur auf die Excision eines Stückes aus der geschwellten Conjunctiva, sowie auf das Verdünnen und Brennen der Lider an ihrer inneren Fläche. Von einer Excision oder Incision der äusseren Lidhaut, wie sie in den späteren Perioden des Alterthums allgemein üblich waren, ist in der voralexandrinischen Zeit keine Spur zu entdecken. Als aber dann unter dem Einfluss der alexandrinischen Schule die Kenntnisse in der Anatomie geläutertere geworden waren, so machte sich dieser Fortschritt alsbald auch in der Ophthalmochirurgie und speciell in der Behandlung der Lidkrankheiten geltend; ich brauche bloss an die Ectropionbehandlung des Demothenes zu erinnern, welche bekanntlich in einer ausgiebigen Incision längs des Lidrandes bestand, um die von uns betonte Entwickelung der chirurgischen Lidbehandlung zu erweisen.

Vorstellung aber auch noch, dass Aristoteles von der Gegenwart eines Knorpels im Lid keine Ahnung haben konnte; denn wäre dies der Fall gewesen, so würde er doch wohl schwerlich mit solchem Nachdruck versichern, die Lider beständen nur aus Haut. Diese Unkenntniss des Lidknorpels muss uns aber umsomehr in Erstaunen setzen, als die Existenz desselben bereits in der hippokratischen Zeit den Ophthalmologen sehr wohl bekannt gewesen sein dürfte; wird ja doch in der hippokratischen Abhandlung de Visu bei Beschreibung des Abschabens der Lider ausdrücklich davor gewarnt, bei dem Brennen des Lides den Knorpel desselben zu verletzen. Die betreffende Stelle lautet: „Das Abschaben der Lider verrichtet man mittelst einer Distel, welche man mit krauser gereinigter milesischer Wolle umwickelt, wobei man den Kranz des Auges[1] schonen muss, gleichwie man auch nicht bis auf den Knorpel durchbrennen darf.“

Die im Lid befindlichen Drüsen scheinen der hippokratischen Augenheilkunde noch nicht bekannt gewesen zu sein; wenigstens findet sich an keiner Stelle der hippokratischen Schriften eine bestimmt ausgesprochene Andeutung derselben. Günz[2] hat zwar den Nachweiss zu führen gesucht, dass Hippokrates das Secret der Meibomischen Drüsen bereits gekannt haben müsse, doch will es mir scheinen, als ob ihm dieser Versuch grade nicht besonders gelungen sei und kann ich Zeis[3] nur beistimmen, wenn sich derselbe durch den Günze'schen Nachweis nicht für überzeugt zu erklären vermag. Doch irren Zeiss, wie auch Wallroth[4], wenn sie die Kenntniss der Glandulae Meibomianae erst dem Galen zuerkennen, da sich dieselbe vielmehr schon bei dem Aristoteles finden lassen dürfte. De partibus animalibus. Lib. II. Cap. 15[5] sagt derselbe nämlich: „Die Wimpern aber liegen an den Enden der freien Gefässe. Es ist sonach wegen der abgesonderten dicklichen Feuchtigkeit nothwendig, dass an diesen Stellen, wenn es nicht etwa eine natürliche Verwendung zu einem anderen Bedürfniss verhindert, Haare entstehen.“ Die Enden der feinen Gefässe, an welchen Aristoteles die Wimpern entstehen lässt, möchte ich auf die am Lidrand in Erscheinung tretenden Oeff-

---

1 Ist, wie später nachgewiesen werden wird, der Corneo-Scleralrand.

2 p. 188. not. 57.

3 v. Ammon. Zeitschrift für die Ophthalmologie. Bd. IV. p. 231.

4 p. 48.

5 Die betreffende Stelle lautet im Original: αἱ δὲ βλεφαρίδες ἐπὶ πέρατι φλεβίων. ᾗ γὰρ τὸ δέρμα περαίνι, καὶ τὰ φλέβια πέρας ἔχει τοῦ μήκους. ὥστ'ἀναγκαῖον διὰ τὴν ἀπιοῦσαν ἰκμάδα σωματικὴν οὖσαν, ἂν μή τι τῆς φύσεως ἔργον ἐμποδίσῃ πρὸς ἄλλην χρῆσιν, καὶ διὰ τὴν τοιαύτην αἰτίαν ἐξ ἀνάγκης ἐν τοῖς τόποις τούτοις γίνεσθαι τρίχας.

nungen der Meibomischen Drüsen beziehen, ein Versuch, der wohl um so berechtigter erscheinen wird, wenn man den weiteren Wortlaut unserer Stelle, durch welche in deutlichster Weise auf das fettige Secret jener Drüsen aufmerksam gemacht wird, in Berücksichtigung zieht. Uebrigens stehe ich mit dieser Auffassung der fraglichen Stelle nicht vereinzelt da, vielmehr hat Philippson[1] die Möglichkeit einer derartigen Erklärung bereits auch schon angedeutet.

Die Conjunctiva dürfte in der voralexandrinischen Zeit noch nicht in ihrer gesonderten anatomischen Wesenheit erkannt worden sein[2]; wenigstens entdeckt man bei keinem Schriftsteller dieser Epoche eine Beschreibung derselben. Dagegen scheint man in der Erkenntniss gewisser accessorischer Organe der Bindehaut bereits besser unterrichtet gewesen zu sein; und zwar war dies ganz besonders hinsichtlich der Plica semilunaris der Fall, welche Aristoteles[3] bei gewissen Vögelarten recht charakteristisch schildert. Ob aber diese Kenntniss sich auch auf die um Vieles kleinere und winzige Plica semilunaris des menschlichen Auges erstreckt haben mag, muss zum Mindesten zweifelhaft erscheinen. Die einzige Stelle in den Werken des Aristoteles, welche man etwa in diesem Sinne auslegen könnte, ist keineswegs so klar und überzeugend, um aus ihr allein den Schluss ziehen zu dürfen, Aristoteles habe diese Haut auch beim Menschen bereits gekannt. Die fragliche Stelle findet sich in der Thierkunde Lib. I. Cap. 8 und lautet: „ἐὰν δ'ὅιον ὁι κτένες κρεῶδες ἔχωσι τὸ πρὸς τῷ μυκτῆρι.“ in der Wimmerschen Uebersetzung: „wenn aber die an der Nase liegenden (nämlich Augenwinkel) eine Art von fleischiger Falte haben.“ Es ist klar, dass der Ausdruck κτένες κρεῶδες, fleischige Falte auf unterschiedliche Weise gedeutet und auf verschiedene, im nasalen Winkel gelegene Organe bezogen werden kann; so glaubt Schneider[4] in der betreffenden Wendung einen Hinweis auf die rudimentäre, aber pathologisch vergrösserte Nickhaut des Menschen zu erblicken, eine Annahme, welcher auch Aubert und Wimmer zuneigen, während dagegen Wallroth[5] die fragliche Stelle auf die Caruncula lacry-

---

[1] Ὕλη. p. 230.

[2] Selbst in den Stellen der hippokratischen Sammlung, wo in directester Weise von Operationen gesprochen wird, welche sich ausschliesslich an die Conjunctiva wandten, wird doch dieser Membran selbst nicht gedacht.

[3] De partibus animal. Lib. II. Cap. 13, dort heisst es: „σκαρδαμύττουσι δ' οἱ ορνιθες ἐκ τῶν κανθῶν ὑμένι, es blinzeln aber die Vögel aus den Augenwinkeln mittelst eines Häutchens.

[4] Aubert und Wimmer. Bd. I. Cap, 8. p. 217. Anmerk; „der Schneider'sche Text lautet: intelligit Aristoteles vestigium illud membranae nictantis in angulo anteriore oculi humani latens, quod si in carunculam majorem vitio naturae aliquo exereverit, medici graeci ἐκανθίδα dicere solent.“

[5] p. 49.

malis angewendet wissen will und gestützt auf dieselbe behauptet: Aristoteles habe die Caruncula bereits genau gekannt. Im Hinblick auf die Doppeldeutigkeit der betreffenden Wendung aber und in Rücksicht darauf, dass man aus keinem anderen Autor der voralexandrinischen Zeit eine Aufklärung schöpfen kann, welcher Theil nun eigentlich gemeint sei, ob die Plica oder die Caruncula, scheint mir die betreffende Frage sich vor der Hand einer definitiven Lösung noch zu entziehen.

Dass ein System von Häuten sich zur Bildung des Bulbus [1] und zur Umhüllung des flüssigen Bulbusinhaltes vorfinde, war der Anatomie dieser Epoche bereits bekannt; nur war man in der Erkenntniss der Zahl und Beschaffenheit dieser einzelnen Häute nicht grade sonderlich vorgeschritten. Nach Galen [2] kannte Hippokrates lediglich nur die beiden obersten Häute des Bulbus, also Sclera und Uvea, während er von der Retina, wie Galen ganz ausdrücklich behauptet, noch keinerlei Ahnung gehabt haben soll. In den als ächt nachweislichen Schriften des Hippokrates findet diese Behauptung allerdings keinen Widerspruch, dagegen tritt in dem Buch: de locis in homine, sowie de carnibus eine ziemlich ausgesprochene Hindeutung auf eine dritte, innere Haut des Augapfels auf, welche nach der gegebenen Beschreibung wohl als Retina angesprochen werden darf. Jedenfalls kann aber die Kenntniss einer dritten Haut des Augapfels in der voralexandrinischen Zeit keine allgemein verbreitete gewesen sein, denn man findet bei einzelnen hervorragenden Autoren dieser Epoche die Beschreibung von nur zwei Häuten; so spricht Democritus [3] von zwei Hüllen des Bulbus, in denen man alsbald Sclera und Chorioidea unterscheiden kann. Man wird also die Behauptung von Hirsch [4], nach der die ältesten griechischen Aerzte bereits drei Häute des Augapfels unterschieden haben sollen, nur mit einer gewissen Einschränkung gelten lassen und nicht vergessen dürfen, dass selbst bei den bedeutenderen Autoren dieser Periode sich bisweilen nur die Kenntniss zweier Häute nachweisen lässt. Desgleichen war es auch nicht geglückt, für die einzelnen häutigen Schalen feste und charakteristische Namen zu finden; man war eben in der Beurtheilung der anatomischen Structur, sowie der physiologischen Werthigkeit derselben noch viel zu wenig erfahren, um schon jetzt an eine oder die andere dieser Eigenthümlichkeiten anzuknüpfen und sie durch einen specifischen Namen zum Ausdruck zu bringen. Es spricht sich also in der dürftigen Nomenclatur der antiken Ophthalmoanatomie dieser Periode wesentlich nur die ungenügende Vorstellung aus, welche

---

1 Vergl. Theophrast. bei Philippson.
2 Introductio. Cap. 11.
3 Mullach. Frag. Bd. I. p. 359.
4 Bd. 7. p. 243.

man sich von der anatomisch-physiologischen Wesenheit der einzelnen Theile des Auges gemacht hatte. Erst als man es gelernt hatte, auf die anatomische Eigenthümlichkeit der verschiedenen Organe genauer zu achten, sah man sich in der Lage, diesen geläuterteren Kenntnissen nun auch durch eine präcisere und umfassendere Nomenclatur gerecht zu werden. Bevor dies aber der Fall war, fühlte man sich völlig befriedigt, wenn man, wie dies z. B. in den Hippokratischen Schriften[1] geschieht, die Augenhäute nach ihren allergröbsten und oberflächlichsten topographischen Beziehungen einfach nur in äussere, mittlere und innere unterschied. Höchstens bereicherte man diese ärmliche Nomenclatur noch durch den einen oder den anderen Ausdruck, den man von der besonders auffälligen Färbung eines Organes abgeleitet hatte, so nennt Hippokrates[2] die äussere Hülle der Bulbuskapsel wohl auch τὸ λευκόν.

Wenden wir uns nun zu der specielleren Betrachtung der einzelnen Augenhäute, wie sie uns die Anatomie dieser Epoche lehrt, so wird die

Sclera mit der Cornea, als äusserste den Bulbus umhüllende Schale vermöge dieser ihrer oberflächlichen Lage und auffallenden Färbung den Blicken des Beobachters wohl schon in den frühesten Zeiten sich bemerklich gemacht haben. Bei den Hippokratikern[3] heisst sie, wie bereits gesagt wurde, τὸ λευκόν, und gilt für die dickeste unter den gesammten Häuten des Auges, deren Verletzungen alsbald zu krankhaften Reactionserscheinungen führen sollten. Hinsichtlich ihrer anatomischen Natur sprach man sie als Fleisch an[4]. An der Cornea hebt Hippokrates ihre Transparenz rühmend hervor und sucht dieselbe durch eine besondere Wirkung des dem Gehirn entströmenden Fluidums zu erklären. Die betreffende Stelle (De carnib.) lautet: „Durch diese beiden Adern wird das Feinste von dem Schleim des Gehirns durchgeseihet und dadurch zugleich derjenige Theil der die Augenfeuchtigkeiten umgebenden Hülle, welcher der Luft und dem Stoss des Windes ausgesetzt ist, ebenso durchsichtig wie jene gemacht. Es giebt aber mehrere solche durchsichtige Häute vor jener durchsichtigen

---

[1] De locis in homine.

[2] De carnibus.

[3] De locis in homine.

[4] De carnibus.

Wenn Wallroth p. 54 an dieser Stelle den Ausdruck Fleisch bemängelt und dafür lieber κέρας gesetzt wissen will, so scheint mir eine derartige Aenderung durchaus unberechtigt. Die Kenntniss der Grundsubstanz der einzelnen Gewebe war in der voralexandrinischen Zeit noch so beschränkt, dass man hinsichtlich der Beurtheilung derselben den wunderbarsten Angaben begegnet, so nennt z. B. Aristoteles die Sclera „Fett“ oder „Talg“. Man vergl. über diesen Punct weiter unten, das was über die Kenntniss des Aristoteles betreffend die Sclera gesagt wird.

Augenfeuchtigkeit, mittelst deren wir sehen[1]". Zugleich legt der Schluss dieser Stelle die Vermuthung nahe, dass Hippokrates bereits eine Ahnung von dem lamellösen Bau der Hornhaut gehabt haben könne; ich wüsste wenigstens nicht, auf was anders man sonst die Aeusserung des Hippokrates: „es giebt mehrere durchsichtige, vor den durchsichtigen Augenfeuchtigkeiten befindliche Häute" beziehen wollte, wenn nicht auf die lamellöse Structur der Hornhaut. Höchstens könnte man noch auf die Vermuthung kommen, dass der Autor unter den verschiedenen durchsichtigen Häuten die Cornea und Conjunctiva gemeint habe; dann wäre es nur auffallend, aus welchem Grunde er die Anzahl der Augenhäute nur auf drei einschränkt und nicht die Conjunctiva als vierte hinzurechnet[2]. Ich neige aus diesem Grunde auch mehr der Vermuthung zu, dass jene Bemerkung schliesslich nur auf den lamelösen Bau der Cornea Bezug haben sollte. Die Gegend des Corneo-Scleralfalzes scheint dem Hippokrates bereits als 'eine besonders wichtige bekannt gewesen zu sein; wenigstens warnt er (De visu) davor, beim Brennen der Lider eine Gegend, die er στεφάνη nennt, zu verletzen. Andreae (Augenheilkunde des Hippokrates § 14. p. 55) übersetzt στεφάνη mit „Grenze zwischen dem Schwarzen und Weissen" und auch die spätere Gräcität bezeichnet den Corneo-Scleralfalz mit dem gleichen Ausdruck. Hirsch (De collect. p. 33) übersetzt στεφάνη mit corneae margo.

Nicht umfassender sind die Kenntnisse, welche Aristoteles hinsichtlich der Sclerotica und Cornea gehabt hat. Er hebt an Ersterer hauptsächlich ihre auffallende weisse Färbung hervor und spricht sie als Fett an, indem er sagt[3]: „Auch der die Pupille umgebende Theil des Auges

---

1 Der Text dieser wichtigen Stelle lautet: „διὰ ταύταιν ταῖν φλεβοῖν ἀπὸ τοῦ ἐγκεφάλου διηθέεται τὸ λεπτότατον τοῦ κολλωδεστάτου. καὶ διὰ τοῦτο αὐτὸ περὶ αὐτὸ δέρμα ποιέει τοιοῦτον οἷόν περ περὶ αὐτό ἐστι τὸ διαφανὲς τοῦ ὀφθαλμοῦ τὸ πρὸς τοῦ ἠέρος, πρὸς ὃ προσβάλλει τὰ πνεύματα, κατὰ τὸν αὐτὸν λόγον ὥσπερ περὶ τοῦ ἄλλου δέρματος ἔλεξα. πολλὰ δὲ ταῦτ' ἐστὶ τὰ δέρματα, πρὸ τοῦ ὁρέοντος διαφανέος, ὁκοῖόν περ αὐτό ἐστιν".

2 Entschieden im Unrecht ist aber Wallroth p. 53, wenn er behauptet: Hippokrates habe mit der fraglichen Stelle lediglich nur auf den Umstand aufmerksam machen wollen, dass der Bulbus überhaupt aus mehreren Häuten sich zusammensetze; hätte er dies wirklich im Sinne gehabt, so hätte er nimmermehr von durchsichtigen Häuten sprechen dürfen; denn das kann man dem Hippokrates doch wohl nicht zumuthen, dass er alle Häute des Bulbus für durchsichtig angesehen haben sollte. Eine derartige Vorstellung wäre denn doch zu naiv und kindlich, um sie einem Beobachter, wie Hippokrates, zuzutrauen. Es kann somit der Zusatz „durchsichtige Häute" sich ausschliesslich nur auf die am vorderen Pol des Augapfels befindlichen durchdichtigen Gebilde beziehen.

3 Hist. animal. Lib. III. Cap. 18, Aubert und Wimmer (Bd. I. p. 355 Anmerk.) bemerken bei dieser Stelle: „Ob damit die Sclerotica oder das Fett der Augenhöhle

ist bei allen Thieren Fett; bei allen Thieren nämlich, welche diesen Theil des Auges besitzen und die nicht harte Augen haben, ist derselbe talgartig". Die Cornea[1] beschreibt er als eine dünne, durchsichtige, weisse Haut, welche bei dem Menschen sich durch ihre grosse Zartheit[2] ganz besonders auszeichne.

Die Aderhaut mit der Iris war der hippokratischen Zeit bereits, allerdings nur in sehr kümmerlicher Weise, bekannt; im Buch de locis in homine wird sie als die mittlere Schale der Bulbuskapsel beschrieben, welche an Stärke die Mitte zwischen der äussersten und innersten Haut hielte, bei Verwundungen sich in Gestalt einer Blase aus der Wunde herausdränge und überhaupt erhebliche Gefahren für die Existenz des Auges in sich schlösse (ἐπικίνδυνος nennt sie der Verfasser jenes Buches). Demokritus[3] gedenkt bereits des charakteristischen schwammigen Aussehens der Chorioidea und kennzeichnet sie in sehr treffender Weise mit den Worten: „τὸ δ'ἐντὸς ὡς μάλιστα σομφά; die innere Haut ist sehr schwammig." Reichlicher fliessen dagegen die Nachrichten über die Regenbogenhaut; die eigenthümliche Färbung dieser Membran, sowie die durch ihren Formenwechsel sich bemerkbar machende Pupille[4] waren ganz geeignet, die Aufmerksamkeit des Beobachters alsbald auf sich zu ziehen.

gemeint ist, lässt sich nicht entscheiden, wahrscheinlich aber die Sclerotica." Nach meiner Ansicht darf man die fragliche Stelle nur auf die Sclerotica und nicht auf das Fett der Augenhöhle beziehen; die Bezeichnung: „der die Pupille umgebende Theil" ist topographisch so klar und verständllich, dass man sie ohne Zweifel eigentlich nur auf die Sclerotica anwenden kann; nimmt man aber etwa daran Anstoss, dass dieser Theil „Fett" genannt wird, so lässt sich dieses Bedenken, wie mir scheint, schnell beseitigen. Die Kenntniss der anatomisch-physiologischen Bedeutung der verschiedenen Körpergewebe, wie Fett, Knorpel, Bindegewebe u. s. w. war in jener Zeit eine noch ganz unvollkommene und wenig entwickelte; man schied alle die verschiedenen Gewebe nicht etwa auf Grund bestimmter anatomischer Eigenthümlichkeiten, sondern eigentlich mehr auf ihr Aussehen hin; der äussere Anblick genügte, um ein Gewebe für Fett oder Fleisch oder Korpel u. A. anzusprechen. Uebrigens erklärt Aristoteles noch an einem anderen Orte die Sclera in so klarer Weise für Fett, dass an der Richtigkeit unserer Auslegung der obigen Stelle nicht mehr zu zweifeln ist. Diese andere Stelle findet sich de Sensu et Sensili Cap. 2 und lautet: τὸ λευκὸν τοῦ ὄμματος ἐν τοῖς ἔχουσιν αἷμα πῖον καὶ λιπαρόν". Auch Hist. animal. Lib. IV. Cap. 8. § 80 nennt er die Sclera, d. h. den die Regenbogenhaut umgebenden Theil, Fett.

[1] De animal. generat. Lib. V. Cap. 1.

[2] De partibus aninmal. Lib. II. Cap. 14.

[3] Mullach. Bd. I. p. 359.

[4] Die Pupille trug in den verschiedenen Perioden der Gräcität auch verschiedene Namen; der nachweisslich älteste scheint κόρη zu sein, wenigstens begegnet man demselben bereits bei Anaxagoras und Empedocles; dann gebrauchte man noch die Bezeichnungen γλήνη, ὄψις u. s. w.

Das geheimnissvolle Dunkel der Pupille, sowie ihr lebendiges und reges Spiel musste die Phantasie eines Volkes, wie des griechichen, ungemein anregen; konnte es doch fast scheinen, als ob in dem Dunkel der so lebhaft sich bewegenden Pupille wirklich ein belebtes Wesen seinen Sitz aufgeschlagen habe, als ob die Seele in directester Weise in die Pupille herabstiege, um durch sie Kenntniss zu nehmen von den Vorgängen der Welt[1]. Darum knüpften auch alle die verschiedenen griechischen Philosophen ihre Versuche, das Sehen zu erklären, stets an die Pupille an; hier war der Aus- und Eingangspunct einer jeden Theorie des Sehactes; hier war der Sitz des Sehvermögens zu suchen, ganz gleich wie man im Uebrigen von der Natur des Lichtes dachte; „ὁρᾷν μὲν γὰρ τῇ ἐμφάσει τῆς κόρης“ erklärt Anaxagoras[2] und Diogenes[3] sagt: „τὴν δ' ὄψιν ὁρᾷν ἐμφαινομένην ἐις τὴν κόρην.“ Erst als man mit Vervollkommnung der anatomischen Kenntniss den Inhalt des Bulbus besser kennen gelernt hatte, begann die Pupille diese ihre hervorragende Bedeutung allmählig zu verlieren und auf eine tiefere Stufe des physiologischen Werthes herabzusinken.

Auch in pathologischer und semiotischer Beziehung hatte man in dieser Periode bereits Beobachtungen an der Pupille gemacht; so wird in den hippokratischen Schriften wiederholentlich[4] von Vergrösserungen und Verengerungen, sowie von wirklichen Verziehungen der Pupille gesprochen. Doch geben die fraglichen Stellen keine Auskunft darüber, inwieweit man über die physiologischen Grössenschwankungen der Pupille unterrichtet war; jedenfalls scheint man aber bereits gewisse Medicamente gekannt zu haben, mittelst deren man behufs therapeutischer Zwecke die Grösse der Pupille willkührlich verändern konnte. Wenigstens gedenkt Aristoteles[5] einer Pflanze, κρόμμυον, welche die Fähigkeit besessen haben

---

[1] Ich erinnere hier an den bekannten Ausspruch des Plinius: „Profecto in oculis animus habitat. Ardent, intenduntur, humectant, connivent. Hos cum osculamur, animum ipsum videmur attingere (Hist. nat. Lib. 11. Cap. 54).

[2] Philippson. Ὕλη. p. 108-

[3] Philippson. p. 118.

[4] De morbis. Praedict. Lib. II. Zugleich beweisen übrigens diese Stellen auch, dass Andreae (Augenheilkunde des Hippokrates p. 59) völlig unrecht hat, wenn er behauptet: die Hippokratiker hätten unter dem Ausdruck κόρη stets die Pupille mit Inbegriff der Augenflüssigkeiten verstanden; denn an den fraglichen Stellen wird mit κόρη ganz ausschliesslich nur die Pupille und kein anderweitiges Organ des Auges bezeichnet.

[5] Problemat. Cap. XX. 22.

Die Textworte mit denen Aristoteles auf die myotische Wirkung dieser Pflanze hingewiesen hat, lauten: „διὰ τὸ κρόμμυον μόνον οὕτως περιττῶς δάκνει τὼ ὀφφαλμώ(διὸ καὶ τοὔνομά φασι τοῦτ'ἔχειν ἀυτό(ὡς τὴν κόρην ποιεῖν συμμύειν).“ Wenn diese so äusserst interessante Stelle bis jetzt nur eine sehr geringe Beachtung erfahren hat und

sollte, die Pupille zu verengen. Die Kenntniss der Mydriatica dürfte wohl aber erst in einer späteren Periode des Alterthums zu suchen sein; bei Dioscorides [1] findet man noch keine Angaben über die mydriatische Wirkung der Anagallis.

Die Regenbogenhaut erfährt bereits bei Empedocles [2] eine eingehendere Beachtung rücksichtlich ihrer Färbung; er hat schon die Beobachtung gemacht, dass die südlichere Landstriche bewohnenden Völkerschaften im Allgemeinen dunkle Augen haben, während dagegen bei den Nordländern eine ausgesprochene Neigung zu hellerer Färbung der Regenbogenhaut vorhanden ist und erklärt diese Erscheinung durch einen grösseren Gehalt an innerem Feuer bei den hellen, und einen Mangel desselben bei den dunklen Augen. Aristoteles [3], welcher der Farbe des Auges eine ganz besondere Aufmerksamkeit zugewendet zu haben scheint, stimmt jener Erklärung des Empedocles nicht bei; vielmehr rührt nach seinen Vorstellungen die hellere Farbe der Augen von einem geringen, die dunklere von einem stärkeren Wassergehalt her. Im Uebrigen un-

---

man grade in der neueren Zeit sich daran gewöhnt zu haben scheint, die Kenntniss der Myotica erst der modernen Wissenschaft zu vindiciren, so mag dies seinen Grund wohl darin haben, dass die meisten Autoren des Alterthums die myotische Wirkung der κρόμμυον genannten Pflanze unerwähnt lassen und ich im Augenblick eigentlich nur Aristoteles zu nennen weiss, der ihrer gedenkt. Es wird zwar wiederholentlich von den verschiedensten Schriftsteller eine Pflanze κρόμμυον als treffliches Augenmedicament genannt, jedoch einer myotischen Wirkung derselben nicht Erwähnung gethan. So wird in dem hippokratischen Buch de Diaeta Lib. II. der Nutzen, welchen die Pflanze κρόμμυον den Augen (τῇ ὄψει) bringt, rühmend hervorgehoben, von einer myotischen Wirkung derselben aber nicht gesprochen; desgleichen empfiehlt sie Dioscorides (Lib. II. Cap. 181) bei Sehschwäche, Hornhautflecken, beginnendem Staar u. s. w.; Galen (de simpl. med. facult. Lib. VII) bei grauem Staar und Amblyopie; Plinius (Lib. XX. Cap. 5. Sect. XX) bei Hornhautflecken, Narben, Entzündungen u. s. w. Man scheint hauptsächlich ihren Saft, allein oder mit Honig vermischt, als Collyrium gebraucht zu haben. Die neueren Autoren so z. B. Kühn (Hipp. Bd. p, 656) übersetzen κρόμμυον mit cepa und Wallroth Cap. IV. p. 238 identificirt diesen Ausdruck mit der bekannten Scilla maritima. Die Versuche, welche ich mit dieser letzteren Pflanze gemacht habe, lassen mir diese Wallroth'sche Deutung denn doch etwas zweifelhaft erscheinen, indem sowohl das Infusum, als auch eine Lösung des Extractes von Scilla maritima (1 : 20,0) bei Anwendung an Kaninchenaugen keine besondere Wirkung hervorzubringen vermochten. Trotzdem ist aber die Aristotelische Bemerkung wichtig genug, um zu ferneren Untersuchungen aufzufordern.

[1] Wallroth p. 223 spricht zwar dem Dioscorides die Kenntniss der mydriatischen Wirkung der Anagallis zu, doch findet sich in dessen Materia medica Lib. II. Cap. 209 keinerlei Anhalt zu einer derartigen Behauptung.

[2] Aristoteles. Problemat. Cap. XIV. 14 und de generatione animal. Lib. V. Cap. 1.

[3] Problemat. Cap. XIV, 14. De generat. animal. Lib. V. Cap. 1. Hist. anmal Lib. I. Cap. 10.

terscheidet er an der Regenbogenhaut, welche er stets als τὸ μέλαν[1] bezeichnet, vier verschiedene Farbennüancen: μέλαν, γλαυκόν, χαροπόν, αἰγωπόν, deren jede einen bestimmten physiologischen Werth der Leistungsfähigkeit des Auges repräsentiren sollte. Sodann lehrte Aristoteles auch (De gen. animal. Lib. V. Cap. 1), dass die Augen der Neugeborenen stets hell gefärbt seien und erst allmählich ihre spätere bestimmte Farbe annähmen. Die Ursache dieser Erscheinung sucht er darin, dass die Constitution der Neugeborenen eine noch schwächliche sei und darum nur eine helle Farbe, welche das sichere Zeichen körperlicher Schwäche sei, hervorzubringen im Stande wäre; es sei das Ergrauen des Haupthaares im Alter als Analogon der hellen Irisfärbung in der frühesten Jugend anzusehen.

Ueber die Existenz des Ciliarkörpers verlautet in der voralexandrinischen Zeit noch nichts.

Die Netzhaut. Schlägt man das Alter des Hippokratischen Buches de Carnibus so hoch an, wie es Petersen[2] thut und sucht man die Abfassungszeit der Schrift de locis in homine in der voralexandrinischen Epoche[3], so kann man mit Hülfe dieser beiden Werke die Kenntniss der Netzhaut bereits in gewissen Perioden der voralexandrinischen Zeit sehr wahrscheinlich machen. Ob nun aber Hippokrates selbst die Kenntniss der Netzhaut gleichfalls besessen oder derselben entbehrt habe, wage ich angesichts der in dem Galenschen Buch Introductio seu medicus

---

1 Ueber diesen Gebrauch von τὸ μέλαν bemerken Aubert und Wimmer (Bd. I. p. 216. Anm.): „Wenn die Umgebung der Pupille bis zur Sclerotica, also die Iris, μέλας genannt wird, so muss μέλας nicht geradezu schwarz bedeuten, da die dunkelste Iris immer nur dunkelbraun ist. Es finden sich noch verschiedene Stellen, wo μέλας nicht schwarz heissen kann. Man ersieht, dass μέλας hier ein Terminus technicus für die Iris ist.“ Dass τὸ μέλας als Terminus technicus für die Regenbogenhaut üblich gewesen sein müsse, beweist auch Hist. animal. Lib. IV.. Cap. 8. Bemerken will ich gleich hier, dass späterhin dieser Namen völlig ungebräuchlich geworden zu sein scheint und anderen Bezeichnungen weichen musste; so trat in in der späteren Gräcität der Ausdruck ῥαγοειδής, an seine Stelle; daneben bediente man sich auch noch der Namen: ῥῶξ, ῥαγισταφυλής, ἐκτετρημένος, ἐκτετριμμένος, τετρυπημένη, ῥοδοειδής (vergl. Brücke, Anatomische Beschreibung. Anm. 3. p. 37), ἶρις. Der letztere Ausdruck wurde genau in demselben Sinne, wie wir heut noch Iris gebrauchen, benützt; doch scheint er in gewissen Perioden des Alterthums diese Bedeutung vollständig eingebüsst zu haben; so versteht Galen unter Iris nicht mehr die Regenbogenhaut, sondern eine Gegend, welche dem modernen Corneo-Scleralfalz entsprochen zu haben scheint. Die mittelalterliche Ophthalmologie folgte dieser Galen'schen Gebrauchsweise dann und bezeichnete mit Iris den Scleralbord.

2 Choulant. Aeltere Medicin. Bd. I. p. 13.

3 Choulant a. a. O. Bd. I. p. 18 schätzt grade das Alter dieses Buches für ein hohes.

Cap. 11 ausgesprochenen Behauptung: Hippokrates habe die innerste dritte Haut des Auges noch nicht gekannt, nicht zu behaupten. Ueberdies ist dieser Punkt auch grade ein ziemlich unwesentlicher und für uns nur die Thatsache von Wichtigkeit, dass bereits vor der durch die alexandrinische Schule angebahnten Reform der Anatomie des Auges eine, wenn auch nur rohe und oberflächliche Kenntniss der Netzhaut vorhanden gewesen zu sein scheint. Nach der in den erwähnten hippokratischen Schriften aufbewahrten Schilderung ist die innerste, dritte Haut des Augapfels ungemein zart und umschliesst unmittelbar den Glaskörper (τὸ ὑγρὸν); dabei ist sie durchsichtig, sowie von weisser Farbe und ihre Verletzung die gefährlichste unter allen Augenwunden (πάμπαν ἐπικίνδυνος). Uebrigens scheint sie in dem uns hier beschhäftigenden Zeitabschnitt den Namen ἀραχνοειδής geführt zu haben; wenigstens bemerkt Rufus[1] die sehr zarte, den Glaskörper umhüllende Haut habe vor dem Auftreten des Herophilus ἀραχνοειδής geheissen und sei erst durch diesen Forscher ἀμφιβληστροειδής genannt worden. Damit ist nun aber auch die Kenntniss, welche die hippokratische Zeit von der Netzhaut besass, vollständig erschöpft und man ist deshalb gewiss berechtigt, den Herophilus, welcher die erste[2] genauere Beschreibung der Retina hinsichtlich deren topographischen Beziehungen zu den übrigen Bulbusorganen entworfen haben dürfte, als den eigentlichen Entdecker derselben zu feiern.

Der Inhalt des Bulbus dürfte der voralexandrinischen Zeit wohl am wenigsten bekannt gewesen sein. Zwar wusste man bereits, dass das Innere des Augapfels mit einer eigenthümlichen halbflüssigen oder leimartigen (κολλῶδες. Hipp. de carn.) Masse angefüllt sei, doch war man nicht sonderlich geübt, diese Masse in ihre verschiedenen Bestandtheile aufzulösen und an ihr gesonderte Organe zu unterscheiden; dafür spricht, dass man den Inhalt des Auges mit einem gemeinsamen Namen als τὸ ὑγρὸν bezeichnete. Doch ist es aus diesem Grunde eben auch sehr schwierig und eigentlich kaum möglich, mit Bestimmtheit die Kenntniss des einen oder anderen den Bulbus ausfüllenden Organes, wie z. B. der Linse, der voralexandrinischen Zeit entweder zuzugestehen oder gar ohne Weiteres abzusprechen; denn man ist ja eben nicht im Stande, mit Gewissheit anzugeben, welche Organe die alten Aerzte nun eigentlich unter dem Namen ὑγρὸν zusammenfassten; ob sie damit nur den Glaskörper bezeichnen, oder ob sie nicht auch die Linse, welche bei oberflächlicher Betrachtung als ein dem Corpus vitreum verwandtes Gebilde gar wohl erscheinen konnte, darunter verstanden wissen wollten. Wenn daher in der jüngsten Zeit

[1] Lib. I. Cap. 23.

[2] Hyrtl. Antiquitates anat. p. 79. § 42.

Hirsch[1] mit der jeden Zweifel ausschliessenden Behauptung auftritt: „Von einer Kenntniss der Linse findet sich in den Schriften der voralexandrinischen Zeit Nichts“ so möchten wir diesem Ausspruch gegenüber unsere Bedenken denn doch nicht unterdrücken, und können Rohlfs[2] nur beistimmen, wenn er den allzu sicheren Charakter dieser Behauptung beanstandet. Ueberdies fehlt es in der Literatur auch nicht an Autoren, welche das grade Gegentheil von der Hirsch'schen Behauptung aussprechen; so sagt z. B. Stenzel[3]: „Hippokrates humorem crystallinum detexit“. Ferner tritt der grosse Haller[4], worauf bereits Rohlfs aufmerksam gemacht hat, für die Kenntniss der Linse in der voralexandrinischen Zeit ein; ingleichen bemerkt Andreae[5] zu der bekannten Stelle aus de carnib.: „Die Feuchtigkeit des Auges ist leimartig; denn mehrmals beobachteten wir nach dem Bersten des Auges das Hervortreten einer leimartigen Feuchtigkeit, welche, solange sie noch warm ist, flüssig bleibt, sobald sie aber erkaltet, trocken wurde wie durchsichtiger Weihrauch“. „Ohne Zweifel ist hier die Krystalllinse gemeint“, ein Ausspruch, der in dem Munde eines so gewiegten Kenners der antiken Ophthalmologie, wie es bekanntlich Andreae war, doch immerhin eine gewisse Beachtung verdient. Und überdies passt der hippokratische Ausdruck: „wie durchsichtiger Weihrauch“ ebensogut, ja wie es mir dünken will, sogar noch besser auf die Linse, als wie auf den Glaskörper. Uebrigens können auch noch Stellen aus anderen Autoren der voralexandrinischen Epoche beigebracht werden, welche es doch sehr misslich erscheinen lassen, die Kenntniss der Linse jener Periode so ohne Weiteres abzuerkennen. So spricht z. B. Aristoteles[6] bei der Untersuchung des Embryonenauges von einer weissen, kalten, gegen Licht starkglänzenden Flüssigkeit, welche von so berufenen Auslegern des Aristoteles, wie es Aubert und Wimmer[7] sind, geradezu als die Linse angesprochen wird. Man dürfte hiernach also wohl besser thun, die Frage: haben die Aerzte der voralexandrinischen Zeit die Linse bereits gekannt? noch offen zu lassen, und sogar die Möglichkeit einer Bejahung derselben für wahrscheinlich zu erklären.

---

1 Bd. 7. p. 242.

2 Kritik der Geschichte der Augenheilkunde von Hirsch in: Schmidt Jahrbücher 1877. Nr. 1. p. 109 ff.

3 Sect. II. p. 19.

4 Elementa phys. Bd. V. p. 397 und De carnibus. Bd. II. p. 3.

5 Augenheilkunde des Hippokrates p. 58.

6 Hist. animal. Lib. VI. Cap. 3; die betreffende Stelle lautet im Original: ἀφαιρουμένου δὲ τοῦ δέρματος ὑγρὸν ἔνεστι λευκὸν καὶ ψυχρὸν, σφόδρα στίλβον πρὸς τὴν αὐγήν, στερέον δ'οὐθέν.

7 Bd. II. p. 15. Anm. sagen jene beiden Autoren: die Worte στίλβον u. s. w. weisen darauf hin, dass er (nämlich Aristoteles) die Krystalllinse vor sich gehabt hat.

Das Kammerwasser. Die kritische Untersuchung der Frage, inwieweit wohl die voralexandrinische Zeit hinsichtlich des Kammerwassers unterrichtet gewesen sein möge, macht beträchtlich weniger Schwierigkeiten, als die Frage nach der Existenz der Linsenkenntniss in jener frühen Periode der griechischen Ophthalmologie. Wallroth [1] scheint die Kenntniss von der Anwesenheit des Kammerwassers im Auge nur bis Galen zurückzuführen; und auch Hirsch erwähnt seiner nicht bei Besprechung der voralexandrinischen Anatomie des Auges. Andere Schriftsteller vindiciren dagegen bereits der alexandrinischen Ophthalmologie eine Kenntniss des Kammerwassers; so z. B. Haller [2], welcher sogar behauptet: Aristoteles habe die Gefahrlosigkeit des Kammerwasserverlustes nicht allein gut gekannt, sondern sogar auch die Möglichkeit des baldigen Wiederersatzes dieser Flüssigkeit auf experimentalem Wege nachzuweisen verstanden. Und in der That lassen sich grade bei diesem Autor höchst überzeugende Gründe für die Annahme beibringen, dass ihm die Existenz des Humor aqueus eine genau gekannte Thatsache gewesen sein müsse. Vornehmlich ist man berechtigt, dies aus folgender Stelle (De Sensu et Sensili. Cap. 2) zu schliessen: „διόπερ ἡ κόρη καὶ τὸ ὄμμα ὕδατός ἐστιν. τοῦτο δὲ καὶ ἐπ'αὐτῶν τῶν ἔργων δῆλον. φαίνεται γὰρ ὕδωρ, τὸ ἐκρέον διαφθειρομένων.“ Besonders wäre ich geneigt, auf Grund des Schlusssatzes dem Aristoteles die Kenntniss des Kammerwassers zuzuerkennen; denn in diesem spricht er es ja ganz zweifellos aus, dass bei Zerstörung des Auges Wasser ausflösse. An Glaskörper und Linse kann er aber hierbei nicht gedacht haben; für diese gebraucht er, wie wir bereits wissen, stets den Ausdruck ὑγρόν; man wird somit zu der Annahme gedrängt, dass er an unserer Stelle mit der Wendung ὕδωρ nothwendig auf das dem Auge bei Verwundungen oder pathologischen Zerstörungen der Cornea entfliessende Kammerwasser habe hindeuten wollen, und er somit unterschieden habe zwischen ὑγρὸν und ὕδωρ. Uebrigens könnte man auch auf die Vermuthung kommen, dass ähnliche Unterschiede bereits von Democritus gemacht worden seien. Denn dieser Autor hat schon eine ganz klare und deutliche Vorstellung von der glasartigen Beschaffenheit des Corpus vitreum gehabt, wie man aus der Bemerkung: „ἔτι δὲ ἰκμάδος παχείας τε καὶ λιπαρᾶς“ entnehmen muss; aber trotzdem schreibt er das Sehvermögen einem Wassergehalt des Auges zu. „Δημόκριτος δ'ὅτι μὲν ὕδωρ εἶναι φήσι, λέγει καλῶς“ lautet eine Stelle bei Aristoteles (De Sensu et Sensili. Cap 3). Er macht also gleichfalls einen Unterschied zwischen dem leimartigen und wässrigen Inhalt des Augapfels.

---

[1] p. 68.

[2] Element. phys. Tom. V. Lib. 16. Sect. 2. p. 411.

Aus diesem Grunde neige ich auch der Ansicht zu, dass die eigenthümliche Anschauung von dem Wesen des Sehactes, welche Democritus und in modificirterer Form Aristoteles gelehrt haben — wonach die eigentliche Natur des Sehvermögens in einem gewissen Wassergehalt des Auges beruhen solle — lediglich nur hervorgegangen sein könne aus der anatomischen Beobachtung des Wasserabflusses bei gewissen Verletzungen des Auges. Und zwar kann man die Schlussreihe, mittelst deren die alte Ophthalmophysiologie zu dieser Lehre gelangte, noch jetzt in ihren einzelnen Gliedern verfolgen. Die bekannte, auch einem ungeübten Beobachter zugängliche Erscheinung des Spiegelns im Wasser führte den Democritus, sobald er einmal die zufällige Beobachtung gemacht hatte, dass auch im menschlichen Auge Wasser verborgen sei, alsbald auf die Vermuthung, dass ein ähnliches Spiegeln der Gegenstände, wie er es auf dem Wasser der Flüsse und Seen gesehen hatte, nun auch im Auge resp. in dessen Wassergehalt statthaben müsse. Und von dieser hypothetischen Vermuthung bis zu dem Schlusse: dies Spiegeln im Auge mache das Wesen des Sehactes aus, war für Democritus, der hinsichtlich der Dioptrik und Katoptrik sich noch völlig im Dunkeln befand, ein leichter Schritt, welchen er auch alsbald ohne alles Bedenken wagte[1]. Die der alten griechischen Philosophie eigene Neigung, gewisse aus der unmittelbaren Naturbetrachtung abstrahirte Anschauungen, also hier in unserem Falle das Spiegeln einer Wasserfläche, sofort zur Erklärung bestimmter Lebensäusserungen des thierischen Organismus zu benützen, musste ihm diesen Schritt ungemein erleichtern, ja ihn eigentlich zu demselben drängen. So bildete also eine ganz richtige, wenn auch oberflächliche anatomische Beobachtung das Material, aus dem Democritus seine naturphilosophischen Betrachtungen über das Sehvermögen entwickeln konnte.

Die Kenntniss des Wiederersatzes des abgeflossenen Kammerwassers glaubt Haller dem Aristoteles auf Grund gewisser Stellen[2] vindiciren zu dürfen, in denen sich die Behauptung findet: gewisse Thiere, wie junge

[1] Die Beurtheilung, welche Aristoteles der Democrit'schen Ansicht zu theil werden lässt (de Sensu et Sensili. Cap. 2) ist für den Entwickelungsgang dieser Lehre so interessant, dass wir kein Bedenken tragen, dieselbe in Folgendem unseren Leser vorzuführen: „Democritus aber, wenn er sagt, das Gesicht sei Wasser, redet richtig; wenn er aber glaubt, das Sehen sei die Abspiegelung, nicht richtig.... Es ist aber auch ungeschickt, dass ihm niemals ein Zweifel darüber aufgestossen ist, warum das Auge allein sieht, keines aber von den anderen Dingen, in welchen die Bilder sich abspiegeln."

[2] Hist. animal. Lib. II. Cap. 17. Lib. VI. Cap. 5. De animal. generat. Lib. IV. Cap. 6.

Schwalben und Schlangen, erhielten das in Folge eines traumatischen Eingriffes verloren gegangene Sehvermögen wieder. Allerdings ist die fragliche Beobachtung bei Aristoteles so wenig scharf und klar gefasst, dass man aus ihr allein wohl kaum mit Sicherheit den Schluss ziehen dürfte, es handele sich hier um einen Abfluss des Kammerwassers, doch tritt in späteren Perioden des Alterthums dieselbe Beobachtung wieder von Neuem [1] auf und zwar jetzt um so vieles deutlicher, dass man wohl der Vermuthung Raum geben kann, bereits Aristoteles habe etwas Aehnliches geschildert, wie die Schriftsteller des späteren Alterthums. Besonders gilt dies von den einschlägigen Stellen bei Galen [2] und Aelian [3]. Jedenfalls fand aber die Kenntniss von dem Wiederersatz des abgeflossenen Kammerwassers in keiner Periode des Alterthums eine allgemeine Verbreitung. Man hielt diesen Wiederersatz immer für ein aussergewöhnliches, glückliches Ereigniss und suchte aus diesem Grund den Verlust des Kammerwassers ängstlich zu verhüten [4].

Die Lagerungsverhältnisse, sowie die Vertheilung der Augenflüssigkeiten über die einzelnen Abschnitte der Bulbuskapsel waren für die voralexandrinische Anatomie offenbar noch kein Gegenstand der Betrachtung und findet man bei keinem Autor dieser Epoche dahinzielende Mittheilungen. Uebrigens fällt gerade diesem Umstand eine sehr wesentliche Bedeutung zu für die Entwickelung des chirurgischen Theils der Ophthalmotherapie, eine Thatsache, mit der wir uns am Schlusse dieses Abschnittes noch näher zu beschäftigen haben werden.

Der Sehnerv. Die Kenntniss des Sehnerven, oder, wie man sich wohl correcter ausdrücken muss, einer Verbindung zwischen Gehirn und Auge, reicht bis in ziemlich frühe Perioden der voralexandrinischen Medicin zurück [5]. Einzelne der älteren griechischen Philosophen, wie

---

1 Plinius gedenkt wiederholentlich der Erscheinung der Wiederherstellung zerstörter Augen; so Lib. XXV. Cap. 8. Lib. XXIX. Cap. 6. § 128. 130. 131, ohne aber auf die Art des traumatischen Eingriffes näher einzugehen.

2 De sympt. causis. Lib. I. Cap. 2.

3 Lib. II. Cap. 3.

4 Ueber die Bedeutung, welche die Rücksicht auf den Abfluss des Kammerwassers für den chirurgischen Theil der antiken Ophthalmotherapie besessen hat vergl. Magnus, Geschichte der grauen Staares. Cap. XIII. p. 247.

5 Wenn Wallroth p. 68 den Hippokratikern jede Kenntniss des Sehnerven abspricht und den Aristoteles als den Entdecker desselben verherrlicht, so muss ein derartiges Verfahren als durchaus unberechtigt bezeichnet werden. Die hippokratische Zeit kannte die anatomische Existenz des Nervus opticus sehr wohl, wenn sie auch hinsichtlich der physiologischen Bedeutung desselben sich den gröbsten Täuschungen hingab, Täuschungen, die übrigens den Aristoteles in demselben Grade befangen hielten, wie die Hippokratiker.

Alcmaeon, Empedocles, Democritus sind bereits so vertraut mit der Vorstellung eines zwischen Gehirn und Auge sich findenden vermittelnden Zwischenorganes, dass man auf die Vermuthung kommt, sie hätten diesen Begriff als einen wohl gekannten bereits von ihren Vorgängern überliefert erhalten[1]. Nur darf man sich nicht dem Glauben hingeben, die Vorstellung, welche die voralexandrinische Zeit von dem Nervus opticus gehabt, sei dem Begriff, welchen sich die nachalexandrinische oder gar die moderne Ophthalmologie von demselben gebildet hat, in irgendeiner Weise ähnlich oder verwandt. Diese Voraussetzung muss man schon aus dem Grunde von der Hand weisen, weil die Vorstellungen, welche die nachalexandrinische Zeit mit dem Begriff eines Nerven verband, ganz anderer Art waren, als die in der voralexandrinischen herrschenden. Den Begriff des Nerven als eines die Empfindung und Bewegung vermittelnden Organes war der voralexandrinischen Medicin noch durchaus fremd und unbekannt; erst durch die Lehren des Herophilus[2] fand eine derartige Vorstellung Eingang und so kann man mit einer gewissen Berechtigung sagen: grade dieser Forscher habe den eigentlichen Werth, die physiologische Wesenheit des Sehnerven nachgewiesen und somit den Grund gelegt zu den Anschauungen, welche die moderne Wissenschaft hinsichtlich dieses Organes hat.

Bis zum Auftreten des Herophilus gab man sich über Anatomie, wie Physiologie des Sehnerven allerhand speculativen Grübeleien hin, die nach keiner Richtung eine, wenn auch noch so bescheidene anatomische Basis hatten, vielmehr lediglich nur von aprioristischen Voraussetzungen ausgingen. So versuchte z. B. Empedocles[3] lediglich nur auf dem Wege des philosophischen Calculs die Natur, sowie die anatomische Structur der Sinnesnerven und speciell des Sehnerven zu ergründen. Ihm, wie allen späteren Forschern bis auf Aristoteles, schien hierbei stets die Frage die wichtigste zu sein, ob der Sehnerv hohl oder solide wäre. Denn da alle Philosophen der voralexandrinischen Zeit, mochten sie auch hinsichtlich der Lichthypothese auf den verschiedensten Stand-

[1] Wenn Hirsch (B. 7. p. 243) unter Berufung auf Chalcidius und Diogenes Laërtius die Entdeckung des Nervus opticus dem Alcmaeon zuschreibt, so kann ich ihm nicht beistimmen; denn bei den genannten beiden Autoren konnte ich keinerlei derartige Angaben finden. Trotzdem ich auf das Genaueste den Chalcidius, wie Diogenes Laërtius und zwar in den von Hirsch benützten Ausgaben verglichen habe, konnte ich doch die Angaben von Hirsch nicht bestätigt finden. Jene Autoren verlieren kein Wort darüber, dass Alcmaeon den Sehnerv entdeckt haben solle. Die desfallsige Mittheilung von Hirsch muss sonach wohl auf einem Irrthum beruhen.

[2] Man vergl. über diesen Gegenstand die vortreffliche Monographie von: Marx. Herophilus.

[3] Philippson. Ὕλη. p. 96.

punkten stehen, doch einstimmig der Ansicht zuneigten: es flösse vom Gehirn zum Auge ein feiner Schleim, oder es ströme ein geistiges Fluidum aus der nervösen Centralstelle dem Bulbus zu und diese körperliche oder geistige Materie vermittele die Empfindung des Sehens, so mussten sie durch diese lediglich auf aprioristischem Wege gewonnene Vorstellung nothwendig und unwillkürlich zu der Annahme gedrängt werden: das den Verkehr zwischen Auge und Gehirn vermittelnde Organ sei in geringerer oder grösserer Ausdehnung hohl. Diese Anschauung brachten sie dann auch in dem Namen zum Ausdruck, mit welchen sie den Nervus opticus belegten[1]. So trägt bei Democritus, bei Diogenes, bei den Hippokratikern der Sehnerv den Namen φλέψ, ein Ausdruck, mit dem man gleichzeitig auch die hohlen Adern belegte. In dem hippokratischen Buch de carnibus heisst es: „Das Sehen kommt auf folgende Weise zu Stande. Von der Haut des Gehirns geht eine Ader (φλέψ) durch den Knochen zu einem jeden Auge. Durch diese beiden Adern wird das Feinste von dem Schleim des Gehirns durchgeseiht.“ Es beweist diese Stelle, dass die Hippokratiker ausgehend von der aprioristischen Annahme: es durchrinne den Sehnerv eine körperliche, mehr oder minder flüssige Materie, den Sehnerven für hohl hielten und ihn aus diesem Grunde mit einem Ausdruck belegten, der ohne ein Terminus technicus für den Nerv zu sein, lediglich seine hohle, gangartige, den Adern ähnliche Beschaffenheit kennzeichnen sollte. Auch für pathologische Zustände suchte man diese Anschauung zu verwerthen; so erklärt Diogenes[2]: eine Entzündung des von ihm φλέψ genannten Nerven verhindere den Verkehr des Gehirns mit der Aussenwelt, indem sie den Nerven unwegsam mache[3].

---

[1] Wenn der grosse Haller (Element. phys. T. V. Sect. II. p. 354) meint, die Ansicht der Alten: der Sehnerv sei durchbohrt, rühre daher, dass man bei Durchschneidung des Sehnerven dessen Arterie durchschnitten und so fälschlich das Lumen der Arterie für das des Nerven angesehen habe, so kann ich dieser Annahme gegenüber mein Bedenken nicht unterdrücken. Schon der Umstand, dass die Arteria centralis retinae nicht dem gesammten Stamm des nervus opticus eigenthümlich ist, sich in dem intracraniellen Theil überhaupt nicht findet, ihr Lumen also bei Durchschnitten des Nerven in den fraglichen Gegenden fehlt, hätte die alten Untersucher von der Annahme: das Lumen der Arterie sei ein den Nerven seiner ganzen Länge nach bis ins Gehirn durchlaufender Kanal, abbringen müssen. Und überdies ist das Lumen der Centralarterie ein so unbedeutendes und kleines, dass in Hinblick auf dasselbe wohl kaum Jemand den Nerven hohl nennen, oder als Gang resp. Kanal bezeichnen würde. Ich muss aus diesen Gründen auch Hirsch (B. 7. p. 243. Anm. 8) vollständig beistimmen, wenn er sagt: „dass die Alexandriner oder gar Alcmaeon diese Bezeichnung (nämlich πόρος) mit Rücksicht auf die den Nerv opt. perforirende Art. centralis gewählt haben, ist nicht wahrscheinlich.“

[2] Philippson. Ὕλη. p. 118.

[3] Uebrigens stützte sich die von Diogenes angezogene Diagnose einer Neuritis

Von genau denselben Anschauungen, wie die soeben erörterten, gingen jene Autoren aus, welche den Sehnerven als πόρος bezeichneten; also Empedocles, Alcmaeon, Aristoteles u. A. Der Ausdruck πόρος wurde von der griechischen Medicin dazu benutzt, um die verschiedensten Organe des Körpers zu charakterisiren, sofern ihnen eben der Begriff des hohlen, gangartigen vindicirt werden sollte; so figurirten die Luftröhre, die Uretheren, gewisse grosse arterielle Zweige u. s. w. unter diesem Namen[1].

Werfen wir nun noch einen Blick auf die speciellere Schilderung, welche die voralexandrinische Zeit von dem Sehnerven hinterlassen hat, so beschreiben ihn die Hippokratiker als einen direct aus dem Gehirn durch den Schädel zum Auge ziehenden Strang[2]. Weniger klar ist die Schilderung, welche Democritus[3] entwirft und die lautet: „αἱ φλέβες κατὰ τοὺς ὀφθαλμοὺς εὐθεῖαι καὶ ἄνικμαι.“ Noch dunkler ist die von Aristoteles[4] gegebene Beschreibung; sie sagt nämlich: „Von dem Auge führen drei Gänge in das Gehirn, der grösste und der mittlere in das kleine Gehirn, der kleinste in das Gehirn selbst, welcher letzterer am meisten nach der Nase zu liegt. Die grössten nun verlaufen neben einander, ohne sich zu vereinigen, die mittleren aber vereinigen sich, was besonders bei den Fischen deutlich zu sehen ist, denn die mittleren liegen dem Gehirn näher als die grossen; die kleinsten aber sind am Meisten von einander entfernt und vereinigen sich nicht.“ Es ist offenbar, dass dem Aristoteles bei dieser seiner Beschreibung ausser dem Sehnerven noch allerlei andere Theile vorgeschwebt haben müssen; man könnte vielleicht an den Nervus trochlearis, oder abducens oder an Aeste des orbitalen Gefässsystems denken. Doch können derartige Deutungen

---

optica auf keinerlei klinische Beobachtungen, sondern war lediglich nur das Erzeugniss einer auf aprioristischen Vorstellungen entstandenen Speculation.

[1] Man vergl. über diesen Punkt Philippson Ὕλη. Cap. V. § 2. p. 15 ff, woselbst eine umfassende Darstellung der Bedeutung, welche πόρος in der voralexandrinischen Zeit besass, sich findet.

Sodann möchte ich noch darauf hinweisen, dass bei Plato (Menon) von Gängen des Auges die Rede ist, welche offenbar mit dem Sehnerven in keinerlei Beziehung gebracht werden können; vielmehr sollen unter dem Ausdruck Gang hier minimale, das Auge durchsetzende, hypothetische Gänge verstanden werden, die man für das Zustandekommen des Sehactes für nothwendig hielt, insofern man in ihnen die Bahnen gefunden zu haben glaubte, auf welchen das dem Auge entströmende und das Sehen erzeugende Fluidum in die Aussenwelt gelangen sollte.

[2] De carnibus.

[3] Philippson. Ὕλη. Theophrast, de sensu p. 126 u. 127. Philippson übersetzt diese Stelle: „venae denique contra oculos apertae et sine humore.“

[4] Thierkunde. Lib. I. Cap. 16. § 68.

immer nur schwache Versuche bleiben, denen ein auch nur einigermassen verlässlicher Anhalt gänzlich fehlt. Dagegen ist die in Rede stehende Stelle noch insofern von Bedeutung, als sie einen kaum misszuverstehenden Hinweis auf das Chiasma nervorum opticorum enthält; die Wendung: „die mittleren aber vereinigen sich, was besonders bei den Fischen[1] deutlich ist“ giebt, wenn auch in sehr oberflächlichen und rohen Zügen, doch ein characteristisches Bild des Chiasma[2].

Eine zweite Stelle[3] bei Aristoteles ist zwar auch auf den Sehnerven zu beziehen, doch ist dieselbe so kurz, dass sie über die anatomische Form desselben keinerlei Aufschluss giebt; sie lautet: „Auch die Augen reichen bis in's Gehirn.“ Sodann spricht er de animal. generat. Lib. II. von Gängen, durch welche der feinste Theil des im Gehirn gebildeten Humor von diesem zu den Augen geleitet werde, ohne jedoch der anatomischen Form dieser Gänge irgendwie gerecht zu werden.

Die Gefässe und Nerven, welche dem Augapfel und dessen Bewegungsorganen zueilen, werden in dieser Epoche nur höchst oberflächlich und auch dann noch in so summarischer Weise beschrieben, dass man den Versuch, aus diesen Mittheilungen bestimmte Bilder für die einzelnen Gefässe und Nerven auszuscheiden, als völlig nutzlos aufgeben muss. Es sei mir daher nur gestattet, auf einzelne einschlägige Stellen hinzuweisen. In dem hippokratischen Buch de locis wird gewisser Gefässe gedacht, die zu den Brauen und Lidwinkeln gehen; recht kenntlich sind hier auch schon die Arteriae temporales geschildert. In den bereits vorhin bei Gelegenheit des Sehnerven genannten Stellen des Arist. Hist. animal. Lib. I. Cap. 11 u. 16 finden sich gleichfalls Angaben, welche auf die Gefässe oder Nerven der Augenhöhle bezogen werden müssen.

Den Thränenapparat kannte die voralexandrinische Zeit weder in seinen die Thränen bereitenden, noch auch in den die producirte Flüssigkeit abführenden Apparaten. Man scheint die Quelle der Thränenabsonderung theils in dem hypothetisch vorausgesetzten Wassergehalt des Auges selbst, theils in dem aus dem Gehirn in das Auge fliessenden Schleim gesucht zu haben. Wenigstens werden derartige Anschauungen

---

[1] Bekanntlich ist bei fast allen Fischen das Chiasma in sehr auffallender Weise entwickelt.

[2] Hierdurch wird auch die Angabe von Häser (B. I. p. 337) berichtigt: „Rufus wird auch als der Erste genannt, bei welchem sich eine Kenntniss von der Kreuzung der Sehnerven findet.“ Uebrigens begegnet man auch bei Herophilus bereits einer recht befriedigenden Beschreibung des Chiasma, sodass Rufus keinesfalls Prioritätsrechte auf die Beschreibung dieses Organes erheben kann.

[3] Hist. animal. Lib. I. Cap. 11. § 45.

in den hippokratischen Schriften vorgetragen. So wird in dem Buch de locis in homine das Gehirn als ein absonderndes Organ aufgefasst, das Flüssigkeitsströme zu den verschiedensten Gegenden des Körpers sende; die Gesundheit eines auf diese Weise vom Gehirn versorgten Körpertheiles hänge nun wesentlich von dem richtigen Quantum des ihm zugeführten Gehirnschleimes ab; ein zu Viel, wie ein zu Wenig führe dies betreffende Organ alsbald aus den Grenzen des normalen und physiologischen Zustandes, in den pathologischen über. Das Schwanken des Höhenstandes der Wassermenge glaubte man nun am Auge hauptsächlich aus der Menge der Thränen- und Schleimsecretion beurtheilen zu können Das Auge, resp. dessen Thränenproduction, spielte also in der antiken Pathologie — man darf sich dieses Gleichnisses wohl ohne Scheu bedienen — die Rolle eines Manometers. So wie die moderne Wissenschaft sich des Manometers bedient, um die Höhe eines bestimmten Druckes zu messen, so gebrauchte die antike voralexandrinische Medicin das Auge, um aus seiner grösseren Feuchtigkeitsmenge einen Rückschluss zu machen auf die Productionsmenge des hypothetischen Gehirnschleimes. Ich bin der festen Ueberzeugung, dass die Anfänge der eigenthümlichen humoralen Pathologie der alten hippokratischen Medicin wenigstens zum Theil in den Beobachtungen zu suchen sind, welche man hinsichtlich der Thränenabsonderung gemacht hatte. Das grade am Auge so leicht zu beobachtende Schwanken in der Intensität der Thränen und Schleimproduction war ganz geeignet, einen speculativen Kopf zur Fixirung jenes ausgeprägten Humorismus zu verleiten. So dürfte denn also grade die Ophthalmologie bei dem Aufbau des allgemeinen pathologischen Lehrgebäudes in dieser frühen Epoche wesentlich thätig gewesen sein und auf den Entwickelungsgang, welchen die gesammte antike Medicin hinsichtlich ihrer pathologischen Grundanschauungen einschlug, einen nicht unbeträchtlichen Einfluss ausgeübt haben.

Der Bewegungsapparat des Augapfels blieb den gesammten Vertretern dieser Epoche durchaus unbekannt. Ja man kann sogar annehmen, dass so hervorragende Geister, wie Aristoteles, Lehren verbreiteten, nach denen das Auge überhaupt jeder Muskulatur entbehren sollte; wenigstens lautet eine Stelle (Problemat. XXXI 22) derartig, dass man durch sie wohl zu der Vermuthung gelangen kann, dieser Autor habe die Existenz jeder Augenmuskulatur durchaus geleugnet; sagt doch jener Ausspruch: „ὁ ὀφθαλμὸς σαρκὸς γὰρ οὐδὲν ἔχει.“

Die Entwickelungsgeschichte[1] des Auges vermochte bei den unge-

[1] Bei den ungenügenden und dürftigen Mittheilungen über diesen Gegenstand werde ich an dieser Stelle alles, was das Alterthum überhaupt hierüber producirt hat, abhandeln.

nügenden Untersuchungsmethoden des Alterthums niemals zu einer sonderlichen Stufe der Ausbildung sich zu erheben. So können wir denn auch bei den Autoren jener Perioden nur die oberflächlichsten Kenntnisse in dieser Disciplin erwarten. Man ging zuvörderst von der Idee aus, dass die Augen sich zuletzt unter allen Organen des thierischen Körpers entwickelten, eine Ansicht, welche z. B. Aristoteles[1] für gewisse Vogelarten als massgebend erachtete. Für das menschliche Auge hielt Plinius[2] dies Entwickelungsgesetz gleichfalls für zwingend, indem er behauptet: dasselbe entwickele sich zuletzt in der Gebärmutter. Hinsichtlich des anatomischen Entwickelungsganges des Embryonenauges findet sich sodann eine Notiz bei Aristoteles[3], welche lautet: „Die Augen (des Vogelembryo) sind um diese Zeit (nämlich am zehnten Tage) wenn sie herausgenommen werden, grösser als Bohnen und schwarz, und wenn man ihre Haut entfernt, so findet man innen eine weisse und kalte, gegen das Licht stark glänzende Flüssigkeit, aber nichts Festes.“ Der bedeutende Umfang, sowie die Färbung des Embryonenauges scheinen überhaupt den antiken Untersuchern als die wesentlichsten Momente in der Entwickelungsgeschichte des Auges imponirt zu haben. Aehnliches finden wir auch in der älteren orientalischen Medicin; so lehrt der Talmud (Nidda 25 A.): „des Embryo's Augen gleichen den zwei Fliegenaugen.“

Und wie schliesslich die gesammte Entwickelungsgeschichte der alten Medicin als etwas besonders Geheimnissvolles und Mystisches galt, so hatte man auch hinsichtlich der embryonalen Entwickelung des Auges allerlei mystische Vorstellungen sich gebildet. Man glaubte durch allerlei medicamentöse Massnahmen, welchen man die Schwangere unterwarf, auf die Augen der Frucht einen directen Einfluss ausüben zu können; welchen wunderlichen Annahmen man sich dabei hingab, möge aus einer Stelle des Plinius[4] hervorgehen, nach der man den Kindern willkührlich dunkle Augen verschaffen kann, wenn man die Schwangere eine Maus verzehren lasse. Aehnlichen Vorstellungen begegnet man auch in der Medicin anderer Völker; so warnt der Talmud (Tr. Ketuboth. 60) davor, schwangere Frauen gewisse Fischarten essen zu lassen, weil im anderen Falle die Kinder schielend geboren würden.

Diese Beispiele werden genügen, um ein Bild von dem Zustande zu entwerfen, in welchem sich die Entwickelungsgeschichte des Auges in den verschiedenen Epochen des Alterthums befunden hat.

---

[1] Generat. animal. Lib. IV.
[2] Lib. XI. Cap. 37. § 181.
[3] Histor. animal. Lib. VI. Cap. 3. § 21.
[4] Lib. XXX. Cap. 15. § 134.

Es erübrigt zum Schluss dieses Abschnittes nun noch einen Blick zu werfen auf den

Einfluss, welchen die Anatomie auf die Ophthalmophysiologie, Pathologie und Therapie in der voralexandrinischen Zeit ausgeübt hat.

Was zuvörderst die Beziehungen anlangt, welche in der uns hier beschäftigenden Zeitperiode zwischen der Anatomie und Physiologie des Auges obwalteten, so können dieselben für die Entwickelung der Letzteren gerade nicht sehr günstige und fördersame genannt werden. Der Umstand, dass die verschiedenen Theile des Auges entweder nur in höchst kümmerlicher und unklarer Weise oder wohl auch gar nicht gekannt waren, musste von Haus aus der Physiologie jeden sicheren anatomischen Boden entziehen, auf dem allein sie in gedeihlicher Weise sich zu entwickeln vermag. Die unmittelbarste Folge hiervon war die, dass die Untersucher, denen jeder anatomische Anhalt, auf dem fussend sie ihre Forschungen hätten ausführen können, fehlte, diese mangelnde anatomische Basis durch willkürlich construirte Voraussetzungen zu ergänzen versuchten. Der ausschliesslich philosophische Character, welchen die antike Ophthalmophysiologie in so ostensibler Weise zur Schau trug, war somit ein ihr durch die magelhafte Anatomie gewaltsam aufgedrungener. Von der Anatomie verlassen, blieb der Physiologie eben nichts Anderes übrig, als sich der Philosophie unbedingt in die Arme zu werfen. Recht sprechend wird dieser Vorgang erläutert durch die Art und Weise, wie z. B. Aristoteles (Problemat. XXXI) die Bewegungen der Augen in ihren pathologischen und zum Theil auch in ihren physiologischen Functionsäusserungen zu erklären trachtet. Ohne von der Bulbusmuskulatur auch nur eine oberflächliche Kenntniss zu haben, baut er seine Schlüsse und Erklärungsversuche lediglich nur auf aprioristischen Voraussetzungen auf.

Die Beschaffung des zu diesen aprioristischen Voraussetzungen nothwendigen Materials bereitete den Forschern dieser Epoche gewiss niemals besondere Sorgen; der offene und geschärfte Blick für die Erscheinungen der Natur, welcher dem griechischen Volk in so hohem Grade eigen war, machte es ihnen leicht, die für das Verständniss der physiologischen Functionen erforderlichen Begriffe und Anschauungen aus jenen zu entlehnen. Man brauchte die aus der Naturbeobachtung gewonnenen Begriffe nur auf den thierischen Organismus — in unserem Falle hier also auf das Auge — zu übertragen, und das physiologische Lehrgebäude stand fertig von der Sohle bis zum Dache da. Eine derartige Operation haben wir auf Seite 21 dem Democritus bei Begründung seiner Lehre vom Sehact nachzuweisen versucht. Sehr treffend hat Wundt[1] diesen Entwickelungsgang der antiken Ophthalmophysiologie mit folgenden Worten characterisirt: „Alle Begriffe bewegen sich in den Gegensätzen von Licht und Dunkel, Warm und Kalt, Trocken und Feucht, und diese unmittelbar aus der Anschauung abstrahirten Kategorien sind zugleich die wesentlichen dem Auge zukommenden Eigenschaften, durch welche dieses zur Auffassung der Aussenwelt befähigt wird."

Ein anderer, der gesunden Entwickelung der gesammten Ophthalmologie nicht minder nachtheiliger Factor lag sodann in dem Umstand, dass die Autoren der voralexandrinischen Zeit gar nicht selten ihren speculativen Voraussetzungen zu Liebe, gewisse anatomische Anschauungen urgirten, welche thatsächlich durchaus nicht begründet waren. So haben wir bei Besprechung des Sehnerven bemerkt, dass man seine anatomische Structur lediglich nach dem Bedürfniss gewisser aprioristischer Voraussetzungen betreffend den Sehact bestimmte. Man hielt es für das Verständniss des das Sehen vermittelnden Empfindungsvorganges für nothwendig, dass der Sehnerv hohl sei, und so lehrte man denn auch ohne Bedenken alsogleich: der Sehnerv sei wirklich hohl.

Wir sehen also, die Ophthalmologie der voralexandrinischen Zeit war hinsichtlich ihrer beiden wichtigsten Disciplinen, der Anatomie und Physiologie, in einen argen Circulus vitiosus gerathen; man erklärte in Folge der mangelhaften anatomischen Kenntnisse die Functionsäusserungen des Auges auf speculativem Wege und trug kein Bedenken, zur Befestigung der so gewonnenen Anschauungen nun auch die anatomischen Thatsachen statt auf dem Pfade der Untersuchung, lieber auf dem um vieles bequemeren der philosophischen Construction kennen zu lernen.

Nicht weniger verhängnissvoll gestaltete sich der Einfluss, welchen die kümmerlich entwickelte Anatomie auf die pathologischen Kenntnisse der voralexandrinischen Augenheilkunde auszuüben berufen war. Die beschränkten Anschauungen, welche die Aerzte jener Zeit von den einzelnen Theilen des Augapfels, sowohl hinsichtlich ihrer anatomischen Structur, als ihrer topographischen Beziehungen zu einander besassen, mussten sich bei der Beurtheilung pathologischer Vorgänge am Bulbus in höchst fühlbarer Weise geltend machen. Vor allem konnte die klinische Analyse krankhafter Erscheinungen, sowie die Zusammenfassung und Gruppirung derselben zu festen typischen Krankheitsbildern ohne die genügenden anatomischen Vorkenntnisse immer nur sehr mangelhaft und unvollkommen bleiben. Wie sollte man für die pathologischen Processe eines Organes, wie z. B. der Conjunctiva, ein klares Verständniss gewinnen, wie sollte man es lernen, die einzelnen klinischen Erscheinungen derselben

[1] Henle u. Pfeuffer. Zeitschrift für rationelle Medicin. Dritte Reihe. B. VII. p. 280.

zu scharf umrissenen, lebensfähigen Krankheitsbildern zu gestalten, so lange es dieses Organ nicht einmal zu einer eigenen und selbstständigen anatomischen Existenz gebracht hatte? Solange dies nicht der Fall war, konnte man unmöglich dahin gelangen, alle die verschiedenen pathologischen Processe, welche sich in den einzelnen Organen des Auges abspielen, gemäss dieses ihres Mutterbodens zu localisiren und zu typischen Erkrankungsgruppen zusammenzufassen. Und aus diesem Grunde verfügt denn auch die voralexandrinische Augenheilkunde nur über einige wenige, wirklich lebensfähige Krankheitsbilder,[1] während sie hinsichtlich der meisten übrigen Erkrankungen des Auges nicht über ganz allgemein gehaltene, verschwommene und nach keiner Richtung hin sich vertiefende klinische Vorstellungen hinauszukommen vermochte. So bildete z. B. das grosse Capitel der Entzündungen des Auges, Ὀφθαλμία, ein Conglomerat der aller verschiedensten pathologischen Vorgänge. Die leichtesten Formen der Conjunctivitis, sowie die schwersten Erkrankungen der Cornea, Iris und Chorioidea finden wir alle insgesammt zu dem Krankheitsbild der Ὀφθαλμία[2] lat. Lippitudo vereinigt. Wie in der modernen vorophthalmoscopischen Zeit die Diagnose „schwarzer Staar" ein Kapitel bildete, in welches man alle möglichen, den verschiedensten Organen des Auges angehörigen pathologischen Zustände zusammenpferchte, so bildete für die voralexandrinische Okulistik das Capitel der Ophthalmie gleichfalls einen Sammelplatz der verschiedensten Erkrankungsformen, und musste ihn bilden, so lange die Anatomie nicht mehr als einige wenige unklare Anschauungen von den einzelnen Bulbusorganen zu lehren verstand. So beruhte also in Folge des ungünstigen Einflusses der kümmerlichen anatomischen Kenntnisse in der voralexandrinischen Zeit die okulistische Diagnostik nicht auf einer genauen und eingehenden Beobachtung des anatomischen Sitzes, sowie der pathologischen Natur des fraglichen Krankheitszustandes, sondern sie suchte lediglich nur die allgemeinen aprioristischen humoralen Grundanschauungen durch Berücksichtigung der auffälligsten und sinnlich wahrnehmbarsten Krankheitserscheinungen zu erhärten und zu ganz allgemein gehaltenen pathologischen Existenzen zu gestalten.

Mochten nun auch die voralexandrinischen Aerzte durch eine so oberflächliche Diagnostik sich in ihrem pathologisch-anatomischen Gewissen vollständig beruhigt fühlen, so konnten sie doch hinsichtlich der

[1] Recht characteristisch werden in den hippokratischen Schriften die Liderkrankungen geschildert; auch die geschwürigen Processe der Hornhaut mit ihren Folgezuständen scheinen sich bereits einer recht eingehenden Beachtung erfreut zu haben u. s. w.

[2] Höchstens machte man einen Unterschied zwischen gutartiger und bösartiger Entzündung, doch blieb derselbe immer nur ein gradueller und gründete sich durchaus nicht auf ein anatomisches Princip.

Prognose auf einem derartigen primitiven Standpunkt nicht beharren. Die wiederholte klinische Beobachtung musste sie bald genug davon überzeugen, dass alle die zahlreichen Erkrankungsarten, welche sie zu so grossen Gruppen, wie der der Ophthalmie geeint hatten, hinsichtlich ihres Verlaufes und ihres schliesslichen Ausganges denn doch nicht gerade viel Gemeinsames aufzuweisen hatten. Da sie aber für diese prognostischen Differenzen nur dürftige anatomische Anhaltepunkte aufzufinden im Stande waren, andererseits im Interesse ihres ärztlichen Handelns aber gezwungen waren, dieselben möglichst zu berücksichtigen und in bestimmten Bildern zu fixiren, so bildeten sie aus diesen ihren prognostischen Beobachtungen ein Capitel, welches aus der modernen Wissenschaft bereits wieder so gut wie verschwunden ist, nämlich das der Semiologie. Die Beurtheilungsmomente, welche die moderne Okulistik aus Ort und Natur des krankhaften Processes entlehnt, suchte die antike Augenheilkunde durch eine möglichst feine und exacte Semiotik zu gewinnen. Mit wunderbar scharfem und geübtem Blick verstand sie es, aus einzelnen Erscheinungen Rückschlüsse auf den Verlauf der Erkrankung zu machen; und indem sie eine stattliche Reihe derartiger prognostischer Beobachtungen mit grossem Fleiss zusammentrug, entwickelte sie die Semiologie zu einer Höhe, welche noch heute unsere Bewunderung erregt. Es dankt somit dieser, der antiken Medicin besonders eigenthümliche Zweig seine Entstehung und Entwickelung wesentlich nur dem Mangel an gründlichen anatomischen und pathologischen Kenntnissen. Mit Entwickelung dieser trat an Stelle der rein empirischen Semiologie die wissenschaftliche Prognose.

Wir sehen also, wie der der voralexandrinischen Medicin eigenthümliche Entwickelungsgang der Ophthalmopathologie zum guten Theil begründet liegt in dem damaligen Zustand der Anatomie.

Auch hinsichtlich der Therapie machte sich während der fraglichen Epoche die Anatomie in sehr fühlbarer Weise bemerklich. Und zwar war es ganz besonders der chirurgische Theil derselben, welcher unter dem Einfluss der anatomischen Unwissenheit schwer zu leiden hatte. Die unklaren Vorstellungen, welche man von dem Inhalt des Augapfels hatte, sowie die eigenthümlichen Anschauungen, welche man von der functionellen Wichtigkeit der Augenflüssigkeiten besass, mussten einer freien Entwickelung der Ophthalmochirurgie durchaus hinderlich im Wege stehen. Man durfte es nicht wagen, mit einem schneidenden Instrument in das Innere des Bulbus oder gar in die Pupillargegend zu dringen, so lange die anatomischen Verhältnisse dieser Gegend so gut wie unbekannt waren; es wäre unter diesen Verhältnissen mehr wie freventlicher Leichtsinn von Seiten des Arztes gewesen, wenn er es hätte versuchen wollen, sein operirendes Messer in Gebiete zu führen, die seiner Erkenntniss noch vollständig verschlossen waren. Es konnten sich somit etwaige chirurgische Eingriffe nur auf die äussere Schale der Bulbuskapsel beschränken, also auf Theile, welche man hinsichtlich ihres anatomischen Baues wenigstens einigermassen kannte. Diesen Charakter trägt denn auch die Ophthalmochirurgie der voralexandrinischen Zeit in der deutlichsten Weise zur Schau; die hippokratische Augenheilkunde beschränkt sich, abgesehen von einzelnen schon ziemlich dreisten und tief eingreifenden Lidoperationen, nur auf einige wenige, die äusserste Schale des Augapfels in Angriff nehmende Operationen, wie: Punction der Hornhaut; Reposition eines Irisvorfalles[1]; Abreiben von Hornhautflecken[2] (?).

---

[1] Praedict. lib. II finden sich 2 Bemerkungen, welche ohne ihnen Zwang anzuthun, auf eine Manipulation, mittelst deren man die vorgefallene Iris wieder zu reponiren suchte, bezogen werden können. Die eine derselben lautet: „Wenn es (das Auge) gebrochen ist und die Iris durch die Oeffnung hervorragt (καί διὰ τῆς ῥωγμῆς ὑπερέχουσα ἡ ὄψις), so ist es böse und sie ist sehr schwer wieder in ihre Stellung zurückzubringen;“ die andere sagt: „Hingegen ist es wohl möglich, den Vorfall der Pupille, wenn er ein geringer ist, zurückzubringen, wenn nur ausserdem kein übler Zufall hinzutritt und der Kranke jung ist“ (τὰ δὲ σμικρὰ μετακινήματα τῶν ὄψεων οἷά τε καθιδρύεσθαι). Zugleich zeigen diese beiden Stellen auch, dass man einen Irisvorfall lediglich nur mittelst Repositionsversuchen zu beseitigen trachtete, an eine operative Beseitigung mittelst Excision aber gewiss noch nicht dachte. Bei den engen Beziehungen, in welche die Hippokratiker die Iris nebst Pupille zu dem Schact brachten, mussten sie vor einem die Iris in ihrer Totalität verletzenden therapeutischen Eingriff auf's Entschiedenste zurückschrecken und sich lediglich auf Handgriffe beschränken, welche die prolabirte Iris ohne Verletzung zurückzubringen versuchten.

Die in Rede stehenden Stellen sind von den späteren Autoren in der verschiedensten Weise aufgefasst und erklärt worden; so sieht Sprengel (Gesch. d. Chir. B. 2. p. 5) in ihnen einen Hinweis auf eine chirurgische Manipulation, welche Ansicht mit der unsrigen durchaus zusammenfällt; während dagegen Andreae (Augenheilkunde des Hippokrates p. 143) dieselben nur auf ein medicamentöses Verfahren bezogen wissen will. Die Gründe, welche ihn zu einer derartigen Ansicht bestimmen, erscheinen mir jedoch einen zu ausgesprochen subjectiven Charakter zu tragen, um ihnen vor der Sprengel'schen Erklärung den Vorzug einräumen zu können.

[2] Die fragliche Stelle, welche man vielleicht auf einen operativen Beseitigungsversuch der Hornhautflecke beziehen könnte, steht Praedict. Lib. II und lautet: „ἀχλύες καί νεφέλαι καί αἰγίδες ἐκλεαίνονταί τε καὶ ἀφανίζονται.“ Sprengel (Geschichte der Chir. B. II p. 5) scheint nicht abgeneigt, diese Bemerkung mit irgendeinem operativen Handgriff in Verbindung zu bringen; Littré (B. IX. p. 88 u. 89) übersetzt sie: „Les obscurcissements, les nuages, les cicatrices blanchâtres s'effacent et disparaissent.“ Nach dem, was man bei anderen Autoren des Alterthums über die Behandlung der Hornhautflecke liest, möchte ich fast glauben, es habe die fragliche Behandlung hauptsächlich im energischem Reiben der Cornealtrübungen mit heftig wirkenden Mitteln bestanden, sei also ein Mittelding zwischen medicamentöser und chirurgischer Therapie gewesen. So gedenkt z. B. Marcellus einer derartigen Behandlung der Leucome und bezeichnet den schliesslichen Erfolg derselben

Auch die chirurgische Therapie der Liderkrankungen, welche in der nachalexandrinischen Zeit den vollendetsten und bestentwickelsten Theil der gesammten Ophthalmologie bildete, befand sich in unserer Periode noch auf einer recht geringen Stufe der Entwickelung. Alle jene verschiedenen Operationsmethoden, welche behufs therapeutischer Zwecke einen künstlichen Defect der äusseren Lidhaut schaffen, wurden in der voralexandrischen Zeit noch nicht geübt; wenigstens muss man dies aus der von Aristoteles vertretenen Lehre schliessen, nach welcher Lidwunden unheilbar seien. Zu dieser wunderlichen Anschauung wurden die Aerzte dieser Epoche, wie wir dies bereits auf Seite 8 eingehend erörtert haben, lediglich durch eine falsche anatomische Vorstellung betreffend den Bau der Lider verleitet.

Zweite Periode.

Vom Auftreten des Herophilus bis auf Galen.

Als den Wahlspruch dieser Periode der antiken Medicin können wir ohne Scheu das Wort des Celsus[1]: „Necessarium ergo esse incidere corpora mortuorum, eorumque viscera atque intestina scrutari“ gelten lassen. Denn angeregt durch das Beispiel des Herophilus gewann die Beschäftigung mit der Anatomie gerade in dieser Zeit eine beträchtliche Anzahl begeisterter Anhänger und die hervorragendsten Geister widmeten sich dem Studium derselben mit mächtigem Eifer. Natürlich mussten sich die segensreichen Folgen einer derartigen wissenschaftlichen Richtung der Medicin auch im Gebiet der Augenheilkunde in der vortheilhaftesten Weise geltend machen; und so bemerken wir denn auch, wie im Laufe dieser zweiten Periode die Kenntnisse in der Anatomie des Auges in

mit den Worten: „statim emittet quasi squamam.“ Bekanntlich spricht auch Plinius Lib. XXXII. Cap. 7. Sect. 24. § 71 von einer bei medicamentöser Behandlung erfolgenden Abstossung von schuppenförmigen Gebilden (squamae).

Hält man alle diese Stellen zusammen, so gewinnt es wirklich den Anschein, als ob das Alterthum ein Verfahren zur Entfernung von Hornhautflecken gekannt habe, das in gewissem Sinne als Operation aufgefasst werden dürfte.

[1] De re med. Lib. I. Praefatio.

schnellster Weise sich mehren und bald genug einen derartigen Umfang gewinnen, dass man mit vollstem Recht nunmehr von einer wissenschaftlichen Anatomie des Auges sprechen darf. Und dieser Fortschritt war ein um so bedeutsamerer, gestaltete sich zu einem um so grösseren Verdienst für den Begründer dieser Richtung, für Herophilus, als bis dahin gerade die Anatomie des Auges eines wahrhaft wissenschaftlichen Charakters so gut wie ganz entbehrt hatte und eigentlich nicht viel mehr gewesen war, als ein Conglomerat zufälliger und dabei meist recht oberflächlicher Beobachtungen, sowie willkührlicher, auf speculativem Wege erzeugter Anschauungen.

Allerdings sind wir über die speciellen Leistungen, mit welchen Herophilus die Anatomie des menschlichen Auges bereicherte, nur in beschränktem Masse unterrichtet, doch rechtfertigen diese wenigen Ueberlieferungen durchaus die Behauptung, dass mit diesem Autor der Beginn der wissenschaftlichen Ophthalmoanatomie anhebe.

Brauen und Lider. Obgleich gerade diese Theile vermöge ihrer oberflächlichen, der digitalen Untersuchung so leicht zugänglichen Lage bereits der voralexandrischen Zeit ziemlich genau bekannt waren, so ist doch auch in ihrer Erkenntniss ein wichtiger Fortschritt in dieser zweiten Periode nicht zu verkennen. Und zwar spricht sich derselbe hauptsächlich in dem Umstand aus, dass man eine, wenn auch nur oberflächliche Vorstellung [1] von dem muskulösen Bewegungsapparat der Lider gewonnen hatte; so gedenkt z. B. Aretaeus Cappadox [2] bei Besprechung pathologischer Vorgänge in der Muskulatur des Gesichts, auch ähnlicher Erscheinungen an den Lidern, vornehmlich des Blepharospasmus und gewisser Lidlähmungen.

Was sich sonst noch über den Bau der Lider, besonders bei Rufus [3], findet, unterscheidet sich so wenig von dem, was bereits die Schriftsteller der voralexandrinischen Epoche hinterlassen haben, dass wir, um

---

[1] Eine genauere anatomische Zergliederung der Lidmuskulatur scheint erst von Galen vorgenommen worden zu sein; wenigstens sagt er (de usu part. Lib. X. Cap. 2): „Vorhin wurde angegeben, dass der Tarsus knorpliger Natur sei und er sich wie ein Band an den häutigen Theil, welcher das Lid bildet, anlegt; dass er aber die ausgebreiteten feinen Verlängerungen jener kleinen Muskeln empfängt, wurde bisher noch nicht genau erörtert.“

[2] Lib. I. Cap. VII.

Wenn Plinius (Lib. XI. Cap. 37. Sect. 57. § 157) die alte Fabel, wonach Lidwunden nicht heilbar sein sollen, wieder von Neuem auftischt, so beweist dies weiter nichts, als dass ihm gerade die zu seiner Zeit bereits recht entwickelte Lidchirurgie vollständig unbekannt war und er die von den Alten überlieferte Behauptung urtheilslos nacherzählt hat.

[3] Lib. II. Cap. 5.

Wiederholungen zu vermeiden, uns mit einem Hinweis auf jene Periode begnügen können und nur noch die Bemerkung anschliessen wollen, dass hinsichtlich der Pathologie der Liddrüsen die Aerzte dieser Epoche bei weitem besser unterrichtet gewesen zu sein scheinen, als über Anatomie und Physiologie derselben [1].

Conjunctiva. Die Kenntniss der Bindehaut scheint in den verschiedenen Zeitabschnitten dieser Periode nicht die gleiche gewesen zu sein, so nennt sie z. B. Celsus [2] in seiner, allerdings sehr kurz gefassten anatomischen Beschreibung des Auges gar nicht. An einer anderen Stelle (Lib. VII. Cap. 7. De pituita oculorum) spricht er zwar von einem Schleim, welcher gewissen Häuten des Auges entstammen solle, doch darf man unter diesen Häuten wohl kaum die wirkliche Schleimhaut des Auges verstehen, muss dieselben vielmehr als Sclerotica und Chorioidea ansprechen; denn er bemerkt ausdrücklich: die den Schleim producirenden beiden Häute stammten aus dem Gehirn, und deren gäbe es zwei, eben Leder- und Aderhaut.

Dahingegen wird die Conjunctiva von Rufus [3] in klarster Weise beschrieben und ihr auch eine selbstständige anatomische Existenz eingeräumt. Sie liegt nach ihm der äussersten häutigen Umhüllung des Augapfels unmittelbar auf und wird „ἐπιδερμίς“ genannt [4]; ihr tarsaler Theil scheint ihm aber noch nicht bekannt gewesen zu sein.

Auch hinsichtlich der accessorischen Organe der Conjunctiva fehlen in dieser Epoche Angaben nicht; so gedenkt Celsus [5] der Caruncula lacrymalis, welche er auch bereits als „Caruncula“ bezeichnet. Ja man scheint mit Rücksicht auf die Pterygiumabtragung gerade den inneren Augenwinkel mit seinen Organen ganz besonders genau untersucht zu

---

1 Man vergl. Celsus. Lib. VII. Cap. VII. Eine, wenn auch gedrängte, so doch recht übersichtliche Zusammenstellung der ophthalmologischen Kenntnisse des Celsus findet man bei Dohlhoff in: Gräfe u. von Walther Journal der Chirurgie. B. 5. p. 408—426.

2 Lib. VII. Cap. 7. De natura oculorum.

3 Lib. I. Cap. 5.

4 Für die augenärztliche Diagnostik war diese Erweiterung der anatomischen Kenntniss in sofern von besonderem Werth, als man auf Grund derselben gewisse Erkrankungen der Bindehaut aus dem grossen Capitel der Ophthalmie resp. Lippitudo auszuscheiden und zu einer besonderen Krankheitsform zu gruppiren lernte. Rufus deutet auf diese Möglichkeit bereits hin, indem er sagt: unter gewissen Verhältnissen werde die Conjunctiva roth, schwelle an und gehe in Eiterung über. Der hiermit gethane Fortschritt wird um so beachtenswerther, wenn man bedenkt, dass noch Celsus alle Erkrankungen der Conjunctiva ohne Weiteres dem Capitel Lippitudo unterstellte, und für dieselben nur graduelle, aber keine anatomischen und pathologischen Merkmale anzugeben wusste.

5 Lib. VII. Cap. 7. De ungue oculorum.

haben, wenigstens bemerkt Celsus hinsichtlich seiner: „Verus ergo anguli finis utique noscendus est“. Auch Demosthenes Philaletes (Aetius. Tetr. II. Sermo III. Cap. 44) erwähnt der Caruncula und spricht auch bereits von gewissen pathologischen Veränderungen derselben.

Die Häute, welche die Bulbuskapsel bilden und deren flüssigen Inhalt umschliessen, waren während dieser Epoche vielfach Gegenstand eingehender Untersuchungen und zwar bildeten den Ausgangspunkt für alle derartigen anatomischen Arbeiten die bahnbrechenden Untersuchungen des Herophilus. Seine Beschreibung des anatomischen Baues, sowie der topographischen Verhältnisse der einzelnen Theile des Auges und vor Allem seiner Häute[1] blieb nicht bloss in dieser Periode, sondern auch in den späteren Epochen des Alterthums bis tief in die neuere Zeit die grundlegende und allgemein anerkannte; sowie auch die von ihm gebrauchte Nomenclatur schliesslich die allgemein übliche geworden ist.

Die Anzahl der Augenhäute gab man jetzt allgemein auf vier[2] an, nämlich: eine äussere, mittlere und innere Haut, zu welchen sich als vierte die vordere Linsenkapsel gesellte; zählt man hierzu noch die Conjunctiva, so würde man die Zahl der den Forschern dieser Periode bekannten Augenhäute auf fünf erhöhen können.

Hinsichtlich der specielleren Beschreibung dieser verschiedenen Häute begegnen wir nun folgenden Angaben:

Sclerotica mit Cornea wurden unter dem Namen κερατοειδής als die äusserste Schale der Bulbuskapsel zusammengefasst, galten also für ein einziges, durchaus zusammengehörendes Organ[3]. Ihren besonderen Eigenthümlichkeiten suchte man in der Weise gerecht zu werden, dass man die Sclera als λευκὸν, tunica alba, cornea opaca, die Hornhaut aber als cornea pellucida oder schlechtweg cornea bezeichnete. Ueber die ana-

[1] Marx p. 27 sagt grade über diesen Punkt: „Die Häute des Auges beschrieb er sehr genau und belegte sie zum Theil zuerst mit besonderen Benennungen.“

[2] Wenn Brücke p. 37. die Zahl der bei Rufus beschriebenen Augenhäute auf sechs angiebt, so rührt dieser scheinbare Widerspruch mit unseren Angaben nur daher, dass er die äussere und mittlere Augenhaut je in zwei besondere Häute: Sclerotica mit Cornea und Chorioidea mit Iris zerlegt. Doch hält er sich hierbei nicht streng an das von den Alten gegebene Eintheilungsprincip, denn diese betrachteten Cornea wie Iris nicht als selbstständige Organe, sondern nur als Theile grösserer Häute. Die Cornea wird mit der Sclerotica sowohl von Celsus, wie auch von Rufus mit dem gemeinsamen Namen κερατοειδής, und Iris und Chorioidea mit der Bezeichnung ῥαγοειδής belegt. Streng genommen galten Cornea und Iris hiernach also noch nicht als besondere anatomische Existenzen, sondern nur als Abtheilungen eines grösseren Organs, wenigstens ist dies bei Celsus der Fall, während Rufus die anatomische Ungleichheit der Sclera und Cornea bereits ziemlich nachdrücklich betont.

[3] Celsus. Lib. VII. Cap. 7. Suidas II. p. 349. Pollux II. Cap. 4 p. 187 u. 188.

tomische Natur der Sclerotica war man jetzt bereits auch genauer unterrichtet; die unklaren Vorstellungen der voralexandrinischen Zeit, wonach sie aus Fett oder gar Fleisch bestehen solle, waren einer besseren Erkenntniss gewichen und sprach man sie nunmehr als ein schwieliges, sehnenartiges Gewebe an; Plinius[1] nennt sie callosus. Ihren Ursprung leitete man von der Dura mater her, indem man von der Vorstellung ausging, die harte Hirnhaut sende durch das Foramen opticum der Schädelkapsel einen Ausläufer, welcher sich zu der obersten Augenhaut umwandele[2].

An der Cornea unterschied man mehrere Schichten, welche man als κτηδόνες[3] lat. squamae[4] bezeichnete.

Der Corneo-Scleralfalz, welcher den Namen στεφάνη lat. corona führte, galt in dieser Periode bereits als eine anatomisch besonders wichtige Gegend, in welcher ein Verschmelzen sämmtlicher Augenhäute erfolgen sollte.

Ader- und Regenbogenhaut. Der Corneo-Scleralfalz galt als Grenze zwischen Ader- und Regenbogenhaut; alles, was jenseits dieser Grenze lag, gehörte zur Aderhaut und der Bereich der Iris endete an der gleichen Linie. Von der Aderhaut[5] sagt Herophilus (Rufus Lib. II. Cap. 3 und Marx p. 27): sie sei glatt an der äusseren Seite, da wo sie mit der sie umhüllenden obersten Haut zusammenhänge; aber rauh auf der inneren Fläche, der Haut einer Weinbeere nicht unähnlich und mit Gefässen reichlich durchflochten. Von dieser Aehnlichkeit leitete man auch den Namen her, mit welchem man Regen- und Aderhaut gemeinsam bezeichnete, ῥαγοειδής[6]. Später wurde dieser Ausdruck speciell nur für die Iris[7] gebraucht (Rufus Lib. II. Cap. 3) während man die Aderhaut mit der Bezeichnung χοροειδής belegt. Die Wahl dieses Namens begründet Rufus dadurch, dass er die

---

1 Lib. XI. Cap. 37. Sect. 54. §. 147.

2 Lib. VII. Cap. 7.

3 Rufus. Lib. II. Cap. 3.

Die Augenheilkunde der nachgalenischen Zeit setzte die Zahl der Hornhautschichten auf vier fest.

4 Uebrigens benutzte man den für die einzelnen normalen Schichten der Cornea üblichen Namen auch zur Bezeichnung gewisser pathologischer Produkte derselben Die obersten Schichten eines Leucom's, welche man vermittelst einer dem Alterthum eigenthümlichen Methode zu entfernen wusste, hiessen gleichfalls squamae. Man vergleiche Erste Periode, Seite 33 und Magnus. Geschichte des grauen Staares, Seite 228 ff.

5 Rufus. Lib. I. Cap. 23. Lib. II. Cap. 3.

6 Celsus. Lib. VII. Cap. 7 und Pollux Onomasticon. Lib. II. Cap. 4. §. 70—72.

7 Ueber die verschiedenen für die Iris in Gebrauch gewesenen Namen vergl. man Brücke. S. 37 und Pollux. Lib. II. Cap. 4. § 70—72.

Aderhaut wegen ihres beträchtlichen Gefässreichthums als ein Analogon des embryonalen Chorium ansieht. Den Ursprung der Aderhaut leitete man von den Hirnhäuten her, und zwar speciell von der Pia mater.

Die anatomischen Kenntnisse der Pupille und Iris erfuhren in dieser Epoche keine sonderliche Bereicherung und Vertiefung; dafür war man bemüht, aus der anatomischen Beschaffenheit derselben gewisse physiologische Anschauungen abzuleiten; so glaubt z. B. Plinius [1] die Farbe der Iris sei von Einfluss auf den Sehact, indem er annimmt: ihre Farbe sei zu dem Zweck da, damit das Licht in einer guten Mischung aus dem umgebenden Glanz empfangen werde und nicht heftig zurückpralle und sich dadurch selbst aufhalte (habili mixtura ut accipiatur circumjecto candore lux et temperato repercussu non obstrepat). Desgleichen suchte er den Bau und die Gestalt der Pupille [2] auf gewisse physikalisch-optische Gründe zurückzuführen und zwar sagt er: „Deren Enge lässt den Sehstrahl nicht unsicher hin und herschweifen und giebt ihm gleichsam wie durch einen Canal eine bestimmte Richtung und lenkt ihn von den entgegenkommenden Gegenständen leicht ab.“ Wenn diese physiologisch-optischen Vorstellungen nun auch noch äusserst roh und unbeholfen waren, so beweisen sie doch jedenfalls, dass man bereits die Nothwendigkeit einsehen gelernt hatte, die physiologischen Functionen des Auges auf bestimmte anatomische Gründe zurückzuführen und mit ihnen in Uebereinstimmung zu setzen.

Netzhaut. Die bereits der voralexandrinischen Zeit, wenn auch nur oberflächlich, bekannte Netzhaut wurde von Herophilus einer genauen Untersuchung gewürdigt und von ihm zuerst ihrer topographischen Lage nach näher bestimmt. Und zwar scheint er das ganze, den Glaskörper bis an den Rand der Linsenkapsel umhüllende System von Häuten unter dem gemeinsamen Namen Netzhaut ἀμφιβληστροειδής zusammengefasst zu haben [3]. In demselben Sinne äussert sich auch Hirsch (p. 255. Anm. 4),

---

[1] Lib. XI. Cap. 37. Sect. 55. § 248.

[2] Beiläufig sei hier gleichzeitig bemerkt, dass man auch von gewissen secundären, auf pathologischem Wege entstandenen Pupillen, also von Rupturen der Iris u. s. w. schon eine genaue Kenntniss besass; so spricht Plinius wiederholentlich von Leuten mit zwei Pupillen in einem Auge (Lib. VII. Cap. 2. Sect. 2. § 18. Lib. XI. Cap. 37. Sect. 54. §. 142). Nach dem Zeugniss des Plinius soll Cicero diese Erscheinung physiognomisch verwerthet und aus ihr den bekannten „bösen Blick“ hergeleitet haben.

[3] Die Ableitung des Namens ἀμφιβληστροειδής erfolgte nach Rufus (Lib. I. Cap. 23) aus der Aehnlichkeit, welche die Netzhaut mit einem Zuggarn haben sollte; diese Aehnlichkeit veranlasste nach der ausdrücklichen Versicherung des Rufus, den Herophilus dazu, den bis dahin gebräuchlichen Namen ἀραχνοειδής zu beseitigen und durch den von ihm gewählten „Netzhaut“ zu ersetzen. Abweichend von dieser

indem er behauptet: „Es geht hieraus hervor, dass die alexandrinischen Aerzte die Retina, Zonula Zinnii und Hyaloidea nicht als besondere Häute unterschieden, sondern für ein Gebilde angesehen haben“ [1]. Doch gebrauchte man zur Bezeichnung dieser dritten, innersten Haut des Auges nicht immer den gleichen Ausdruck, sondern die verschiedenen Autoren bedienten sich auch verschiedener Namen; so ziehen die Einen den althergebrachten ἀραχνοειδής vor, während die Andern den von Herophilus in Vorschlag gebrachten annahmen, und noch Andere die Bezeichnung ὑαλοειδής wählten, um damit auf die Function der Netzhaut — Schutz des Glaskörpers — hinzuweisen. Nur darf man nicht übersehen, dass mit diesen drei verschiedenen Namen die antike Medicin stets denselben Begriff verband; dadurch dass man diesen Umstand ausser Acht liess, haben sich wiederholentlich störende Irrthümer eingeschlichen; so hat man z. B. behauptet: das Alterthum habe eine besondere, den Glaskörper umhüllende Membran gekannt u. s. w. Lassus [2] sagt über diesen Punkt: „Riolan et quelques autres Auteurs ont cru qu'Hérophile, Rufus d'Ephése, Celse et Galien avoient connu la véritable membrane du corps vitré, nommée par les Modernes membrane hyaloïde. Cette assertion est absolutement fausse. Fallope est le premier, qui a décrit la membrane hyaloïde. Voyez ses observations anatomiques, dans la collection de ses oeuvres, donnée à Venise en 1585 p. 265. Mais Hérophile et les Anciens ont donné indistinctement à la rétine le nom d'arachnoïde, de réticulaire et même d'hyaloïde, parcequ'en effet la rétine recouvre le corps vitré.“

Hinsichtlich der räumlichen Ausdehnung der Retina gab man sich der eigenthümlichen Vorstellung hin, dass dieselbe auch die vordere Fläche des hier leicht gehöhlten Glaskörpers umhülle und an dieser Stelle mit

---

Mittheilung sagt dann aber Rufus (Lib. II. Cap. 3): Der Name Netzhaut beziehe sich auf den Gefässreichthum dieser Membran, eine Ansicht, der auch von späteren Autoren beigepflichtet wird; so sagt z. B. Scheiner (Lib. I. Pars I. Cap. III. p. 4): „Et quia nonnihil varietatis adspersum habet ex innumeris venulis ipsam perceptantibus nomen Retinae invenit potius quam (ut nonnullis placet) a similitudine figurae. Sic enim et Sclerotica et Choroides tunica Retiformis dici posset, quod extremo retis sacco, non minus sit similis, quam ipsa tunica Retina, cujus concavitas superat superficiem hemisphericam.“ Hirsch (B. 7. p. 225. Anm. 2 u. p. 269) erklärt sich für keine dieser beiden Ableitungsversuche und will unter Berufung auf Galen in dem Namen ἀμφιβληστροειδής nichts weiter erblicken als die Bedeutung „Umhüllungshaut“. Es wird sich wohl aber schwer entscheiden lassen, ob in dieser übrigens ziemlich gleichgültigen Frage das Recht auf Seiten des Rufus oder Galen stehen mag; deshalb wollen wir auch den streitigen Punkt hier nicht weiter erörtern, es vielmehr lediglich dem Belieben des Lesers überlassen, welche von beiden Ansichten er für die ihm zusagendere erachten mag.

1 Man vergl. Magnus. Hist. Tafeln. Tafel II—V.

2 p. 13. Anm.

der hinteren Linsenkapsel verschmelze. Von ihrer anatomischen Structur wusste man nicht viel mehr, als dass sie äusserst zart und dünn wäre und ein eigenes Gefässsystem besitze[1].

Linsenkapsel. Die Kenntniss einer die Linse theilweise einhüllenden Membran findet sich nicht erst bei Rufus, wie einige Autoren irrthümlich anzunehmen scheinen[2], sondern bereits bei Celsus; Lib. VII. Cap. 7 giebt der Letztere eine allerdings noch unklare und dürftige Beschreibung derselben. Um vieles klarer und lichtvoller ist die Schilderung, welche Rufus (Lib. I. Cap. 23 und Lib. II. Cap. 5) von ihr entwirft. Hiernach überkleidet dieselbe ausschliesslich nur die vordere Fläche der Linse und verschmilzt am Linsenrand, sowie an der hinteren Seite fest und unzertrennbar mit der hier vorhandenen, den Glaskörper umhüllenden Membran, welche, wie bereits vorhin gezeigt wurde, als eine Fortsetzung der Netzhaut galt. Der selbstständige vordere Theil der Linsenkapsel wird mit verschiedenen Namen bezeichnet, und zwar als: δισκοειδὴς oder φακοειδὴς oder endlich κρυσταλλοειδής. Der Natur ihres Gewebes nach scheint die antike Ophthalmologie etwas Aehnliches unter ihr verstanden zu haben, wie die moderne Wissenschaft unter der Bezeichnung: „structurlose Membran"; denn Rufus theilt mit, dass einige Untersucher sie keineswegs für eine wirkliche Membran, vielmehr für die durchsichtige, geronnene oberflächlichste Schicht der Linse angesprochen hätten.

Der Inhalt des Bulbus war der nachalexandrinischen Zeit sowohl hinsichtlich seiner einzelnen Theile, als auch nach seinen topographischen Beziehungen ziemlich genau bekannt. Man unterschied denselben in Glaskörper, Linse und Kammerwasser[3] und wies ersteren beiden den hinteren, letzterem den vor diesen beiden befindlichen Raum des Bulbus an und zwar scheint man den vorderen Abschnitt, welchen der Humor aqueus vollständig anfüllen sollte, ziemlich geräumig sich vorgestellt und die Linse etwa in die Mitte des Augapfels verlegt zu haben. Die Consistenz des Glaskörpers schilderte man als gallertig, so sagt Celsus: „neque liquidum neque aridum est, sed quasi concretus humor". Die Linse beschrieb man als einen, dem Eiweiss ähnlichen oder verwandten, krystallgleichen Tropfen (gutta humoris). Das Kammerwasser galt für eine wässerige, flüssigem Eiweiss nicht unähnliche Materie, und begann bereits in der Pathologie jene hervorragende Rolle zu spielen, welche in den späteren Perioden des Alterthums noch beträchtlich an Bedeutung gewinnen sollte, indem man es für den Träger der Staarmaterie hielt (Celsus, Demosthenes).

---

1 Rufus. Lib. II. Cap. 3.

2 Man vergl. Häser. 3. Aufl. B. I. p. 337.

3 Cassius. Problemata. 27.

Betreffend die physiologischen Vorstellungen, welche man an jene flüssigen Bestandtheile des Auges knüpfte, so glaubten einige Autoren in dem Humor aqueus das den Sehact vermittelnde Organ zu sehen, so z. B. Asclepiades[1], während andere, wie Cassius[2] ihn als Thränenquelle ansprachen. Die Linse hatten einzelne Forscher, so z. B. Celsus[3], bereits in dem Verdacht, das eigentliche Lichtempfindende Werkzeug zu sein; doch erlangte diese Vorstellung im Laufe dieser gesammten Periode niemals eine allgemeinere Geltung, wie dies in der nachgalenischen Zeit in so ausgedehntem Masse der Fall war. Ueber die functionelle Bedeutung des Glaskörpers scheint man noch nicht sonderlich nachgedacht zu haben, wenigstens theilte man ihm keine ausgesprochene physiologische Thätigkeit zu; höchstens leitete man die Farbe der Pupille von ihm ab.

Der Sehnerv. Die anatomisch-physiologische Kenntniss der Nerven im Allgemeinen, sowie des Nervus opticus im Besondern erhielt durch die bahnbrechenden Lehren, welche Herophilus vortrug, erst einen wirklich wissenschaftlichen Boden, auf welchem die Forscher dieser Periode auch rüstig weiter gebaut und es bald genug zu sehr bedeutsamen Errungenschaften gebracht haben; so scheint z. B. bereits Asclepiades festgestellt zu haben: dass die Sinnesnerven nur als Leitungsorgane functioniren und nicht den Sinneseindruck direct zu empfinden vermögen[4]. Was nun den Nervus opticus selbst anlangt, so galt derselbe als ein hohler Canal und in diesem Sinne scheinen ihn nunmehr auch die hervorragendsten Anatomen, wie Herophilus, Eudemus[5] u. A. als „Gang πόρος" bezeichnet zu haben. Zu dieser eigenthümlichen Vorstellung gelangte man hauptsächlich durch die Meinung des Erasistratus[6]: alle nichtmotorischen Nerven seien hohl. Von den häutigen Hüllen des Sehnerven scheint man bereits ähnliche Vorstellungen gehabt zu haben, wie sie die moderne Ophthamologie vertritt. Man lehrte nämlich, dass die Dura mater als äussere Scheide den Stamm des Nervus opticus umhülle, um schliesslich in die Sclerotica überzugehen, und dass unter dieser äusseren Hülle noch eine zweite, mit jener mehr oder minder fest verschmolzene sich befinde, welche gleichfalls von den Häuten des

---

1 Galeno adscript. lib. de anat oculorum.

2 Problemat. 27.

3 Celsus. Lib. VII. Cap. 7.

4 So möchte ich wenigstens eine Stelle des Rufus (Lib. II. Cap. 17) deuten, welche in der Stephan'schen Sammlung folgendermassen lautet; „Secundum Erasistratum quidem et Herophilum sensorii nervi sunt. Asclepiades autem ipsos sensu vacare testatus est."

5 Galen. De usu part. Lib. VIII. Cap. 6 u. Lib. X. Cap. 12; de libris propriis Cap. 3.

6 Rufus. Lib. II. Cap. 17.

Gehirns herstamme und in den Bulbus selbst, speciell in die Aderhaut übergehe (Celsus)[1].

Der intracranielle Theil des Sehnerven und im Besonderen das Chiasma scheint unter den antiken Aerzten und Anatomen bereits einen ähnlichen Kampf widerstreitender Ansichten hervorgerufen zu haben, wie ihn die moderne Zeit noch heute sieht. Man kämpfte für und wider die vollständige und partielle Kreuzung der Sehnerven, wie man es auch heut zu Tage noch thut. Als ein Vertreter der totalen Kreuzung muss wohl Aretaeus Cappadox[2] gelten, der eine vollständige Kreuzung sämmtlicher Gehirnnerven lehrte und die Existenz einer Kreuzungsstelle χιασμὸν für ein zwingendes anatomisches Bedürfniss eines jeden Nervenpaares erachtete. Seine Ansicht scheint, soweit sie den Sehnerven und dessen Chiasma anlangt, während dieser ganzen Periode ziemlich die allein herrschende gewesen zu sein; wenigstens wüsste ich keinen Autor der fraglichen Epoche zu nennen, welcher eine wesentlich andere Anschauung aufgestellt hätte. Erst mit Galen beginnt der eigentliche Kampf um die Kreuzungsverhältnisse im Chiasma[3]. Auch Herophilus[4] dürfte dieser Frage wohl noch nicht näher getreten sein, wenn er das Chiasma selbst auch schon gekannt hat.

Ueber Zweck und Nutzen des Chiasma waren die Ansichten bereits in der uns hier beschäftigenden Periode äusserst getheilte und zwiespältige. Während Rufus[5] in dem Chiasma nichts zu erblicken vermag, als die gemeinsame Ursprungsstelle beider Sehnerven, ergingen sich andere Autoren in allerlei Vermuthungen, welche Galen zum Theil ge-

---

[1] Ein sehr characteristisches Bild der antiken Vorstellung hinsichtlich der Sehnervenscheiden erhält man durch die Abbildungen eines Augendurchschnittes nach Fuchs, Ryff, Maurolycus u. A.; vergl. Magnus. Historische Tafeln, Tafel II—V.

[2] De sig. et causis. diut. morb. Lib. I. Cap. 7.

[3] De usu partium. Lib. X. Cap. 12. Uebrigens datirt auch Haller (Elem. phys. T. V. Sect. II. p. 354) den Streit über die Kreuzung im Chiasma erst von Galen, indem er sagt: „Nam ante Galenum fuerunt, qui eos nervos decussari docuerunt, quos ipse quidem refutat.“

[4] Ich kann Marx (p. 26) nur beistimmen, wenn er die Kenntniss des Chiasma bereits dem Herophilus zuerkennt und die bei Chalcidius (p. 340) sich findende Schilderung des Chiasma nervorum opticorum als dem Herophilus eigenthümlich und diesem entlehnt ansieht; wenigstens lässt die Art und Weise, in welcher Chalcidius die Beschreibung des Chiasma dem Namen des Herophilus anschliesst, unsere Annahme als sehr wahrscheinlich erscheinen. Die betreffende Stelle lautet übrigens bei Chalcidius: „Duas esse angustas semitas, quae a cerebri sede, in qua est sita potestas animae summa et principalis, ad oculorum cavernas meent, naturalem spiritum continentes; quae cum ex uno initio eademque radice progressae aliquantisper conjunctae sint, in frontis intimis separatae, bivii specie perveniant ad oculorum concavas sedes.“

[5] Lib. II. Cap. 3.

sammelt und de usu part. Lib. X. Cap. 13 zusammengestellt hat, wo er sagt: „Es sei aber nichts so geringfügig von dem was unsere Vorfahren von der Vereinigung der Sehnerven uns hinterlassen haben, dass es nicht erwähnt werden soll. Denn Einige sagen, dass sie sich deshalb früher nach Innen umwenden, damit sie nicht leiden, wenn sie gerade gestellt sind[1]. Andere aber sagen, dass dieses deshalb so angeordnet sei, damit ihre Eindrücke mit einander in Gemeinschaft kommen und das von dem einen erlittene Uebel auf beide vertheilt würde. Noch Andere sagen, dass der Anfang aller Sinne auf einen Stamm zurückgeführt werden müsse. Auf gleiche Weise ist ihre Behauptung, dass sich die Nerven auch deshalb vereinigen, um sich die erhaltenen Eindrücke mitzutheilen, der Vorsicht der Natur zuwider."

Die Gefässe und Nerven des Augapfels. Obgleich die dem Augapfel zueilenden Gefässe in der antiken Ophthalmopathologie eine sehr hervorragende Rolle spielten, als vermeintliche Träger der hypothetischen, den Bulbus krankmachenden Flüssigkeiten, so unterliess man eine gründliche und genaue anatomische Untersuchung derselben eigentlich fast ganz. Man hatte sich ein für die pathologischen Vorstellungen so bequemes System der Bulbusgefässe zurecht gelegt und war von der Wahrheit und Brauchbarkeit desselben so überzeugt, dass man es für vollständig überflüssig gehalten zu haben scheint, dies künstliche System nun auch der anatomischen Probe zu unterwerfen. Hauptsächlich unterschied die Ophthalmologie des Alterthums zwei grosse Klassen von Bulbusgefässen, von denen die einen zwischen der Schädelkapsel und der äusseren Haut dem Auge zustreben sollten, während man die anderen in den Hirnhäuten, oder zwischen ihnen und dem Knochen suchte und annahm: sie gelangten in und mit den Scheidenhäuten des Sehnerven in das Augeninnere. (Celsus. Lib. VII. Cap. 7. De pituita ocul.) Als gemeinsamer Ausgangspunkt für alle diese Gefässe galt das Gehirn; doch leitete man wohl auch einzelne Aeste aus dem Magen her, wenigstens bemerkt Plinius[2]: „Die erfahrensten Schriftsteller sagen, dass von den Augen Adern in's Gehirn laufen und ich sollte glauben auch in den Magen, wenigstens wird Niemandem ein Auge ausgenommen ohne Erbrechen."

Der Thränenapparat war auch dieser Epoche noch, sowohl in

---

[1] Man fürchtete nämlich, die Sehnerven würden zerreissen, wenn sie eine so lange Strecke, wie von ihrem Ursprung im Gehirn bis zum Auge gerade verlaufen müssten; das Chiasma sollte ihnen, um diesem Uebelstand abzuhelfen, eine Stütze und einen Haltepunkt bieten.

[2] Lib. XI. Cap. 27. Sect. 55. p. 149.

seinen secernirenden, wie ableitenden Theilen durchaus fremd. Dies dürfen wir wenigstens wohl aus dem Umstand schliessen, weil man die Quelle der Thränen in dem Kammerwasser suchte (Cassius Probl. 27) und des Thränensackes niemals gedenkt, obwohl man seine pathologischen Zustände bereits recht gut kennen gelernt hatte.

Der Bewegungsapparat des Augapfels war von den Untersuchern dieser Periode gewiss nicht übersehen worden, doch sind die uns darüber hinterlassenen Nachrichten recht spärlich und gestatten nicht, ein klares Bild von der Kenntniss desselben zu entwerfen. Jedenfalls war man aber bereits dazu gelangt, die Bewegungen des Auges auf gewisse Muskelgruppen zurückzuführen, deren man verschiedene unterschied; so giebt Lykus[1] deren Zahl auf fünf an.

Der Einfluss, welchen die Anatomie während dieser zweiten Periode auf die gesammte Ophthalmologie ausübte, zeigte sich in allen Gebieten derselben als ein sehr bedeutsamer und hochwichtiger. Was zuvörderst die Ophthalmophysiologie anlangt, so begann dieselbe unter dem fördernden Einfluss der Anatomie den streng philosophischen Weg, auf welchen sie die voralexandrinische Zeit gedrängt hatte, allmählich zu verlassen. Man fing an zu begreifen, dass die allgemein gehaltenen philosophischen Anschauungen der Vorzeit, welche mit dem thatsächlichen anatomischen Befund nur in der lockersten und oberflächlichsten Verbindung standen, den Ansprüchen der so mächtig entwickelten Anatomie nicht mehr zu genügen vermöchten. Und mit dieser Erkenntniss musste die Ophthalmophysiologie den ausschliesslich philosophischen Character, welchen sie bis dahin getragen hatte, wenigstens zum Theil abstreifen, um sich dafür auf den verlässlicheren Boden der anatomischen Thatsache zu flüchten. So sehen wir denn auch, wie die hervorragendsten Forscher dieser Periode bemüht sind, die Ergebnisse der anatomischen Untersuchung im Interesse der Physiologie zu verwerthen und die functionellen Erscheinungen nicht mehr lediglich nur auf Grund willkührlicher speculativer Voraussetzungen zu erklären, sondern sie als Folgen gewisser anatomischer Thatsachen zu erfassen, oder sie doch wenigstens mit denselben in Uebereinstimmung zu setzen. Wenn bei diesem Bemühen nun allerdings die Philosophie immer noch in höherem Grade thätig war, als dies zu Nutz und Frommen der Wissenschaft wünschenswerth gewesen wäre — ich erinnere bloss an die Lehren, welche man in dieser Periode über die Bedeutung der Linse für den Sehact, die Function des Kamerwassers u. s. w. zu entwickeln begann — und der aprioristische Standpunkt immer noch der ausschliesslich herrschende

[1] Galen. De musculorum dissectione.

blieb, so war doch die neue Richtung, welche die Ophthalmophysiologie an der Hand der Anatomie eingeschlagen hatte, immerhin ein sehr bedeutsamer Fortschritt, dessen Tragweite im Hinblick auf die bis dahin allgemein herrschende Nichtachtung der anatomischen Form für die Weiterentwickelung der gesammten Ophthalmologie nicht unterschätzt werden darf.

Nicht minder bedeutsam war der Gewinn, welchen die Opthalmopathologie der Anatomie während dieses Abschnittes zu danken hatte. Zwar erfuhren die allgemeinen Grundvorstellungen der Pathologie, zumal der strenge humorale Standpunkt derselben keine Aenderung, doch machte sich dafür in der praktischen, klinischen Sphäre der Fortschritt um so bemerkbarer. Vor Allem befähigten die geläuterten Kenntnisse, welche man hinsichtlich der einzelnen Organe des Auges gesammelt hatte, die Aerzte zur Stellung einer präciseren und schärferen Diagnose, sowie zur Entwickelung klarer Krankheitsbilder. An der Hand der Anatomie lernte man es allmählig, die klinischen Erscheinungen in exacter Weise auf ein bestimmtes Organ zu beziehen und war durch eine strenge Localisirung alsdann auch in den Stand gesetzt, das Krankheitsbild zu vertiefen und in seinen diagnostischen, wie prognostischen Beziehungen eingehender zu studiren. Die Bedeutung dieses Fortschrittes wird uns in ihrer ganzen Ausdehnung dann völlig bewusst, wenn wir erwägen, dass der Ophthalmologe der voralexandrinischen Epoche seine Beurtheilung und Auffassung eines Krankheitszustandes nicht sowohl auf anatomischen Boden gewinnen konnte, sondern darauf angewiesen war, sich sein Urtheil mit Hilfe eines eingehenden Studiums der Semiologie zu erringen. Dem entsprechend waltet denn auch in der voralexandrinischen ophthalmologischen Literatur das Bestreben vor, die semiologischen Kenntnisse möglichst zu verfeinern und abzurunden, während in der nachalexandrinischen Medicin die Semiologie eine um vieles geringere Beachtung erfährt, dafür aber die klinische Analyse der pathologischen Erscheinungen auf anatomischem Boden in den Vordergrund zu treten beginnt; sehr deutlich lässt sich diese Thatsache in den Werken des Celsus erkennen. Denn wenn auch seine ophthalmologischen Krankheitsbilder noch oft genug recht flüssige Grenzen zeigen und die verschiedensten Zustände ohne Rücksicht auf ihren anatomischen Boden in ein grosses, allgemein gehaltenes Schema gewaltsam hineingepresst werden, so tritt trotzdem das Bestreben, den anatomischen Verhältnissen Rechnung zu tragen, immer wieder deutlich zu Tage.

Die Fortschritte, welche die Ophthalmotherapie unter dem Einfluss der geläuterten Anatomie der alexandrinischen Schule zu gewinnen verstand, blieben hinter denen, welche die Physiologie und Pathologie gemacht hatten, in keiner Weise zurück, ja dürften sie in gewissen Beziehungen sogar entschieden überholt haben. Von ganz besonderem Werth waren die Errungenschaften, welche die Ophthalmochirurgie gerade in dieser Epoche aufzuweisen hat. Die Einblicke, welche die Aerzte der nachalexandrinischen Zeit in den Bau des Auges gethan hatten, gaben ihnen die nöthige Ruhe und Kühnheit, um auch in die Tiefen des Bulbus operirend vorzudringen; man war nicht mehr gezwungen, sich ängstlich und zaghaft mit dem operirenden Messer nur an der Oberfläche des Auges zu halten, wie dies die Hippokratiker zu thun genöthigt waren, sondern man konnte dreist und ohne Furcht nunmehr auch einzelne intrabulbäre Krankheiten mit der Schneide des Messers angreifen; die Anatomie hatte ja den Weg gewiesen. Auf ihm gelangte der kühne Ophthalmolog in das bis dahin so geheimnissvolle Dunkel des Bulbusinnern und empfing als herrlichsten Lohn für diese seine berechtigte Kühnheit die Kenntniss der Staaroperation. Aber auch die medicamentöse Therapie dürfte nicht ganz leer ausgegangen sein; man scheint in dem Bewusstsein der geläuterteren anatomischen Kenntniss des Auges daran gedacht zu haben, die überwältigende Menge rein empirischer Mittel, welche die Vorzeit hinterlassen hatte, in ein gewisses ordnendes System zu bringen und bei diesem Vorhaben neben anderen Factoren auch die Anatomie benützt zu haben. Dies Streben charakterisirt Seneca[1] mit den Worten: „Etiamsi omnia a veteribus inventa sunt, hoc semper novum erit, usus et inventorum ab aliis scientia ac dispositio. Puta relicta nobis medicamenta quibus sanarentur oculi. Hoc asperitas oculorum conlevatur, hoc palpebrarum crassitudo tenuatur hoc vis subita et humor avertitur, hoc acuetur visus." Und gerade diese Versuche, die Ophthalmotherapie in ein wissenschaftlicheres Gewand zu hüllen, rechnete man sich als ein ganz besonders hohes Verdienst an, glaubte durch sie einen ganz gewaltigen Fortschritt gethan zu haben, wenigstens sagt Celsus[2]: „Curari vero oculos sanguis detractione, medicamento, balneo, vino vetustissimus autor Hippocrates memoriae prodidit. Sed eorum tempora et causas parum explicuit, in quibus medicinae summa est."

[1] Man vergl. Marx. Uebersichtliche Anordnung u. s. w. p. 46.

[2] Lib. VI. Cap. 6.

Dritte Periode.

Galen und die nachgalenische Zeit.

Mit Galen hat die antike Anatomie des Auges den Höhepunkt ihrer Leistungsfähigkeit erreicht, um dann einer offenbaren Erschlaffung anheimzufallen. Die nachgalensche Zeit hat keine grösseren originalen Arbeiten mehr aufzuweisen; kaum dass man den einen oder andern von Galen nur flüchtig angedeuteten Punkt zu vertiefen und weiter auszubauen bestrebt war, beschränkte man sich vielmehr lieber darauf, die Lehren des Galen einfach zu reproduciren. Wenn wir daher in der nachgalenschen ophthalmologischen Literatur auch keinerlei selbstständige Mittheilungen über die Anatomie des Auges mehr erwarten dürfen, so tritt dafür der vortheilhafte Einfluss, welchen die nunmehr so mächtig entwickelte Anatomie auf die gesammte Entwickelung der Ophthalmologie und speciell der praktischen Augenheilkunde überhaupt auszuüben berufen war, um so schärfer und deutlicher in Erscheinung. Was nun die Natur der Galen'schen Ophthalmoanatomie selbst anlangt, so hat sich dieselbe wesentlich unter dem Einfluss zweier Factoren entwickelt: einmal beruht dieselbe nämlich auf einer höchst genauen und umfassenden Kenntniss aller der früheren Leistungen, und sodann gründet sie sich auf eine grosse Reihe eigener, methodischer Zergliederungen. Die anatomischen Arbeiten seiner Vorgänger durchdringt Galen nicht allein mit grösstem Fleiss bis in die kleinsten Einzelnheiten, sondern er unterwirft sie auch einer berechtigten Kritik und sucht gewissenhaft das Unwahre, hypothetisch Construirte von dem Thatsächlichen zu scheiden; er unterwirft also, man darf dies wohl ohne Scheu behaupten, die gesammte, ihm überlieferte Anatomie des Auges einem eingehenden Läuterungsprocess. Nicht minder umfassend sind seine eigenen anatomischen Untersuchungen, deren Werth nur dadurch in etwas beeinträchtigt wird, dass er als Material derselben wohl niemals menschliche, sondern stets nur Thieraugen benutzt hat, eine Thatsache, die übrigens schon wiederholt von den verschiedensten Forschern betont worden ist; so sagt z. B. Ritter[1]: „In

[1] v. Ammon und von Walther Journal. Neue Folge B. 1. p. 407. Uebrigens will ich nicht unterlassen, darauf aufmerksam zu machen, dass Ritter in höchst klarer und übersichtlicher Weise eine Zusammenstellung aller auf die Anatomie des Auges bezüglichen Stellen aus den Werken Galen's bietet.

Beziehung auf die Augen ins besondere, so müssen wir offen bekennen, das Galen keine menschlichen Augen der anatomischen Untersuchung unterworfen hat, da die eigenthümliche Beschaffenheit des Thierauges stets aus seinen Beschreibungen hervorgeht." Indem nun Galen diese Ergebnisse seiner zootomischen Studien unmittelbar auf das menschliche Auge übertrug, musste er natürlich Anlass zu allerlei Missverständnissen und Ungenauigkeiten geben. Uebrigens dürfen wir auch nicht verschweigen, dass er gar nicht selten die anatomischen Thatsachen seinen physiologischen Speculationen zu Liebe etwas presste und ihnen einen unerlaubten Zwang anthat.

Dies wäre, mit wenigen Worten gezeichnet, der allgemeine Character der galenschen Ophthalmoanatomie; sehen wir nun, wie sich derselbe im Einzelnen zeigt.

Die Lider werden von Galen in ein kleines unteres und ein grösseres oberes unterschieden und ihre beiden Vereinigungen als nasaler grösserer und temporaler oder kleinerer Winkel beschrieben. Das obere soll beweglich, das untere aber durchaus unbeweglich sein und beim Lidschluss sollen ihre Ränder nicht in voller Breite aufeinander liegen, sondern sich nur die äusseren scharfen Kanten derselben berühren. Hier entspringen die Wimpern[1], deren Wurzeln unmittelbar in dem Lidknorpel eingebettet sind[2], und deren Ursprungsstellen sich als feine Löcher darstellen[2].

Sehr klar sind ferner die Angaben, welche Galen über die innere Zusammensetzung der Lider macht. Es bestehen dieselben aus der oberflächlichen Haut, sodann aus einer Muskelschicht und schliesslich aus einem Knorpel, während die innere, dem Augapfel zugekehrte Fläche von einer zarten Haut überkleidet wird. Ueber die oberflächliche Lidhaut werden keinerlei eingehendere Mittheilungen gemacht, dagegen die Lidmuskulatur genau beschrieben; zuvörderst werden die einzelnen Muskelgruppen von einer dünnen aponeurotischen Membran bedeckt und zerfallen in zwei Portionen, eine nasale und eine temporale; beide verlaufen schief von dem betreffenden Augenwinkel zum Lidknorpel und werden hinsichtlich ihrer Wirkung als Antagonisten betrachtet. Und zwar soll der nasale Muskelbauch die innere Hälfte des Lides herabziehen, der temporale die äussere erheben; aus der Combination dieser

[1] Galen. Introductio. Cap. 10. Uebrigens wird den Wimpern von Galen auch eine optische Function zuerkannt; sie sollen die Lichtstrahlen in ihrer Richtung reguliren; fehlen sie oder nehmen sie eine veränderte Richtung an, so vermag, nach der Versicherung Galen's, das betroffene Individuum nicht mehr in gerader Richtung oder in die Ferne zu sehen. De usu part. Lib. X. Cap. 7 wird aber der Hauptwerth beziehentlich der Bedeutung der Wimpern auf den Schutz gelegt, den sie dem Auge gegen das Eindringen fremder Körper gewähren.

[2] De usu part. Lib. X. Cap. 9.

ihrer Wirkungen gehen schliesslich alle Bewegungen des oberen Lides hervor[1]. Das untere Lid wird als jeder selbstständigen Beweglichkeit entbehrend und darum auch völlig muskellos geschildert. Der ringförmige Schliessmuskel scheint noch nicht als selbstständiger Muskel bekannt gewesen zu sein; möglicherweise sind der schiefe nasale und temporale Muskel nichts weiter als die nasale und temporale Portion des Orbicularis. Im Uebrigen werden die Lidmuskeln sehr zart und dünn genannt und auch ihre Nervenzweige in ähnlicher Weise als ungemein zarte geschildert.

Was endlich den Knorpel anlangt, so soll derselbe steif und hart und desshalb mit einer Fettschicht überzogen sein[2]. An einer anderen Stelle[3] wird der Ort dieser Fettschicht, welche offenbar den Meibom'schen Drüsen entspricht, genauer bestimmt und zwar als zwischen Knorpel und Conjunctiva befindlich.

Etwas unklar wird diese sonst sehr charakteristische Schilderung durch die verworrene Beschreibung der Conjunctiva, auf die wir nachher näher eingehen wollen.

Für die nachgalenische Zeit blieb die von Galen entworfene Anatomie der Lider völlig massgebend und obgleich er selbst ausdrücklich bemerkt, einzelne Theile seiner Beschreibung, wie z. B. die Schilderung der Muskulatur, müssten erst noch durch fernere anatomische Untersuchungen erwiesen werden, so verwarfen seine Nachfolger diese Ermahnung doch ohne Weiteres und beschränkten sich nur darauf, die Galen'schen Worte zu reproduciren; so bringt z. B. Oribasius[4] die genaue Copie jener galenschen Lidschilderung.

Die Tenon'sche Kapsel dürfte bereits von Galen[5], wenn auch nur oberflächlich, gekannt worden sein; wenigstens lässt sich die folgende Stelle wohl mit ziemlicher Sicherheit auf jene beziehen: „Diesen Häuten reiht sich noch eine sechste mehr nach aussen gelegene Haut an, welche in die harte Augenhaut eingefügt ist, nämlich die sehnige Ausbreitung der Augenmus-

---

1 Es braucht wohl nicht erst versichert zu werden, dass die betreffende Beschreibung der Lidmuskeln eine willkührliche, wahrscheinlich auf Grund zootomischer Untersuchungen construirte ist. Uebrigens scheint Galen selbst nicht einmal so recht an diese seine eigene Schilderung geglaubt zu haben, da er de usu part. Lib. X. Cap. 10 ausdrücklich bemerkt, er habe den nasalen oberen Lidmuskel noch niemals deutlich gesehen und scheine ihm überhaupt die betreffende Frage noch sehr einer wiederholten genauen Untersuchung zu bedürfen.

2 Introductio. Cap. 10.

3 De usu part. Lib. X. Cap. 7.

4 Medicin. collect. Lib. XXIV. Cap. 4.

5 Hyrtl. Lehrbuch der Anatomie. 7. Aufl. p. 498. § 203. Anm. macht bereits darauf aufmerksam, dass die Tenon'sche Kapsel der Kenntniss des Galen nicht entgangen zu sein scheint.

keln". Sodann scheint Galen auch bei seiner Beschreibung der Conjunctiva gewisse Theile der Tenon'schen Kapsel vor Augen gehabt und sie irrthümlich der Bindehaut einverleibt zu haben; so behauptet er de usu part. Lib. X. Cap. 7 die Conjunctiva entwickele sich längs des oberen Orbitalrandes aus der Knochenhaut, sei eigentlich ein Fortsatz dieser, schlage sich dann auf den Augapfel über und umhülle denselben mit allen seinen Muskeln. Es ist offenbar, dass mit dieser Beschreibung nur die Tenon'sche Kapsel aber nimmermehr die Conjunctiva gemeint sein konnte; man war eben noch nicht so weit vorgeschritten, um beide bereits völlig auseinander zuhalten. Und auch die nachgalenische Zeit vermochte es nicht, die Conjunctiva genau von der Tenon'schen Kapsel zu scheiden. Man sprach jene, den Bulbus kapselartig umhüllende Tunica vaginalis bulbi auch jetzt noch als einen integrirenden Theil der Bindehaut an; so lautet die Beschreibung des Aëtius[1] und ähnlich sagt Oribasius[2]: „est periostii insertio, quae simul totum oculum cum ossibus colligat, simul autem moventes ipsum oculos tegit." Sehr deutlich spricht sich diese eigenthümliche Verschmelzung von Tenon'scher Kapsel und Conjunctiva ferner auch in den Abbildungen aus, welche bis in das sechszehnte Jahrhundert hinein gebräuchlich waren, und auf denen die Conjunctiva meist bis an den hinteren Pol des Auges in die allernächste Nähe des Sehnerven sich ausdehnte[3]. Diese Darstellungen wären durchaus unverständlich, wenn man nicht eben jener Verwechselung zwischen Conjunctiva und Tenon'scher Kapsel sich dabei erinnern wollte.

Conjunctiva. Das Bild der Conjunctiva ist, wie bereits aus dem über die Tenon'sche Kapsel Gesagten hervorgeht, ein äusserst unklares und verworrenes und wird erst dann einigermassen verständlich, wenn man die auf jene Kapsel Bezug habenden Angaben ausscheidet. Nach Galen soll die Conjunctiva unterhalb der Brauen aus dem Periost der Orbita hervorgehen, sich über die untere Fläche des Lides hinziehen, alsdann auf den Bulbus überspringen, um diesen vollständig zu umhüllen und am Cornealrand zu enden[4]. Sehen wir bei dieser Beschreibung von den fälschlich von der Tenon'schen Kapsel hergeleiteten Angaben ab, so bemerken wir, dass die galensche Anatomie bereits scharf einen bulbären und palpebralen Theil der Bindehaut unterschied, dagegen hinsichtlich der Uebergangsfalte noch völlig im Unklaren war und zwar eben in Folge jener Verwechselung von Conjunctiva und Tunica vaginalis bulbi.

---

1 Tetr. II. Sermo III. Cap. 1.

2 Medicin. collect. Lib. XXIV. Cap. IV.

3 Man vergl.: „Eyn newes hochnutzliches Büchlin" u. s. w. und Magnus. Historische Tafeln. Tafel III.

4 De usu partium. Lib. X. Cap, 7.

Im Uebrigen schildert Galen die Conjunctiva als eine weissliche, wenig sichtbare[1] Haut, welche an den στεφάνη genannten Corneo-Scleralbord ihr Ende finden, also in keinen näheren Beziehungen zur Hornhaut selbst stehen sollte. Als ihren eigentlichen Namen nennt er den Ausdruck: ἐπιπεφυκώς.

Die nachgalensche Ophthalmologie hat an dieser Beschreibung der Conjunctiva, so verworren sie auch sein mochte, doch keinerlei Aenderungen vorgenommen; Aëtius[2] schildert sie im engsten Anschluss an Galen mit den Worten: „quae vero his omnibus (nämlich den drei Augenhäuten) foris obducta est alba illa, quam agnatam appellamus, ex pellicula forinsecus ossi capitis circumsita, quae circumossalis et circumcalvalis appellatur, generationen habet ex propinquis corporum oculo circumdatorum.“ Und ähnlich lauten die Beschreibungen bis ins siebenzehnte Jahrhundert hinein; man lese z. B. den Maurolycus[3] oder Briggs[4] oder andere ophthalmologische Schriftsteller dieser Periode und man wird bei ihnen eine der galenschen Schilderung ungemein ähnelnde Anatomie der Bindehaut finden.

Die in der nachgalenschen Zeit für die Bindehaut üblichen Namen waren: Funda, Adnata, Conjunctiva, Consolidativa und der bereits von Galen häufig benützte Epipephycos.

Die Häute, welche Galen zur Bildung des eigentlichen Augapfels zusammentreten liess, werden zwar in allen Galen'schen Büchern[5] nicht in gleicher Zahl angegeben, doch scheint er im allgemeinen deren sieben gezählt zu haben, und zwar vier weiche, als: Aderhaut, Regenbogenhaut, Netzhaut und Linsenkapsel und drei harte, als: Tenon'sche Kapsel, Conjunctiva, Sclera[6].

Sclerotica mit Cornea werden als die härtesten Umhüllungshäute des Auges angesprochen und erhält erstere eben in Folge dieser Eigenschaften den Namen „σκληρὸς χιτών harte Haut“[7]. Ausser ihrer Härte wird hauptsächlich noch ihre auffallend weisse Farbe hervorgehoben[8]. Nach vorn wird sie durch den Cornea-Scleralfalz begrenzt, eine

[1] Introductio. Cap. 10; hier wird die Bindehaut auch ἄδηλος genannt.

[2] Definit. medic. 41.

[3] Arbor distinctonis humorum u. s. w.

[4] Cap. 3. p. 14 u. 15.

[5] In Definitiones med. 41 werden nur vier Augenhäute gezählt, nämlich: ἐπιπεφυκώς, κερατοειδής, ῥαγοειδής und ἀμφιβληστροειδής. Im zehnten Capitel des Buches Introductio wird bemerkt, dass die Anzahl der Augenhäute von Einigen auf 3, von Andern auf 4 geschätzt werde. De usu partium Lib. X. Cap. 2 werden sieben Augenhäute gezählt.

[6] De usu part. Lib. X. Cap. 3.

[7] De usu part. Lib. X. Cap. 3.

[8] Hippocratis prognosticon et Galen's in eum libr. Comment. Lib. I. Cap. 10.

Gegend, welche den Namen „Iris“ trug und als Vereinigungspunkt sämmtlicher sieben Augenhäute galt[1]. An ihrem hinteren Pol wird sie von dem in das Auge tretenden Sehnerven durchbohrt und bemerkt man gerade an dieser Stelle eine nicht unbeträchtliche Anzahl kleiner Oeffnungen (Galen. De Hippocratis et Platonis placitis. Lib. VII. Cap. 4), ein wenn auch noch kärglicher, aber bereits doch recht characteristischer Hinweis auf die Lamina cribrosa der modernen Anatomie. Nach innen liegt sie der Aderhaut, zu deren Schutz sie hauptsächlich vorhanden ist, unmittelbar auf und verbindet sich mit derselben durch zahlreiche Gefässverzweigungen (De usu part. Lib. X. Cap. 2). Als Ursprungsstelle der Sclerotica wird von Galen und der nachgalenschen Medicin stets die harte Hirnhaut genannt, doch wird ausdrücklich betont, dass die harte Hirnhaut beim Uebergang auf den Bulbus ihr anatomisches Gefüge nicht unwesentlich modificire.

Die Hornhaut wird von Galen als eine dünne, durchsichtige Haut geschildert, deren Ernährung zum Theil durch die hypothetische, aus dem Gehirn in's Auge strömende geistige Materie bewerkstelligt werden sollte. In der Mitte sei die Cornea am dünnsten, doch zeige ihr Gewebe hier zugleich die grösste Dichtigkeit (De usu part. Lib. X. Cap. 2). Ihre Zerspaltbarkeit wurde von den nachgalenschen Forschern wiederholt beschrieben und scheint man sich dahin geeinigt zu haben, die Zahl ihrer Schichten auf vier festzusetzen. Im Uebrigen sollte sie nach den Lehren Galen's den Veränderungen des Alters besonders schnell und in hohem Grade unterliegen (De usu part. Lib. X. Cap. 5).

Die Ader- und Regenbogenhaut werden von Galen als χοροειδής und ῥαγοειδής beschrieben und als die sie scheidende Grenze der Scleralbord genannt. Die Aderhaut wird als eine innen geschwärzte, weiche, sehr gefässreiche Haut geschildert, welche aus der Pia mater des Gehirns entspringend mit deren Nerven und Gefässen in das Auge eintreten,

---

1 Der Name Iris wurde bekanntlich wurde bekanntlich von Rufus für die Regenbogenhaut gebraucht, allein Galen wendet denselben ausschliesslich nur für den Scleralbord an; hier sollen sich nach seiner Vorstellung sämmtliche, das Auge bildende Häute kreisförmig übereinander legen und miteinander verschmelzen. Schneidet man diese Stelle ein, so findet man, wie dies Galen, Oribasius u. A. darlegen, sieben an Farbe und Dicke verschiedene Häute, und aus diesem Grund müsse man, so lauten ihre Beschreibungen, diese Gegend, selbst wenn man auch nicht wolle, doch Iris nennen. Uebrigens spricht der Vergleich derselben mit einem Regenbogen grade nicht sehr für die Feinheit und Leistungsfähigkeit des Farbensinnes jener Periode. Grade der Farbenreichthum der fraglichen Stelle des Bulbus ist ein so ärmlicher, entbehrt so sehr jedes lebhafteren Effectes, dass ein modernes, hinsichtlich des Farbensinnes vervollkommnetes Auge jenen Vergleich durchaus nicht zu verstehen vermag.

nach vorn in eine eigenthümliche Verlängerung auslaufen und von hier verschiedene dünne und spinnenwebeartige Verbindungen zur Linse entsenden sollte. Diese vordere Verdickung der Chorioidea, in welcher wir das Corpus ciliare der modernen Ophthalmologie erblicken müssen, besteht nun, so fährt Galen (De usu part. Lib. X. Cap. 2) in seiner Beschreibung fort, im Wesentlichen aus einer Ansammlung zahlreicher feiner Gefässe, welche sehr dicht aneinander gelagert und den Haaren der Lider nicht unähnlich sind; schliesslich setzt sich nun diese vordere Chorioidealverlängerung als häutiges Band[1] an den Linsenrand an und zwar umfasst sie die Linse in einem grössten Kreis der Art, dass sie dieselbe in zwei Theile, in eine vordere und hintere Halbkugel, theilt. Ausserdem ist grade diese Gegend noch dadurch von Wichtigkeit, dass sämmtliche andere Häute des Auges hier zusammentreffen und eine wirkliche, innige Vereinigung mit einander eingehen; örtlich entspricht dem Corpus ciliare an der Aussenfläche des Bulbus der Iris genannte Corneo-Scleralfalz.

Was nun die physiologische Bedeutung des Corpus ciliare anlangt, so scheint Galen dasselbe lediglich für ein Stütz- oder Festigungsorgan des Bulbus angesehen zu haben. Es sollte durch Vereinigung sämmtlicher Augenhäute diesen gleichsam einen festen Haltepunkt bieten und sodann die Linse auf ihrem Platz erhalten, und einen Vorfall der gläsernen Feuchtigkeit in die vorderen Räume der Bulbuskapsel unmöglich machen; eine Ansicht, welche die nachgalensche Augenheilkunde ohne eine eigene Kritik zu üben bis tief in die neuere Zeit zu der ihrigen gemacht hat.

Die Function der Chorioidea sollte nach Galen wesentlich eine für die Retina nutritive sein und zugleich in dem Schutz bestehen, den sie derselben als Umhüllungshaut gewähre. Ihrem schwarzen Pigment vindicirte er dagegen lediglich eine optische Bedeutung, indem er annahm: dasselbe sauge das in das Auge einfallende Licht ein, um es sodann gegen die Pupille hin zu reflectiren. (De usu part. Lib. X. Cap. 6.)

Die Regenbogenhaut wird als ein directer Fortsatz der Chorioidea angesehen, welcher verschiedentlich gefärbt[2] und von einem centralen

---

[1] Die genauere Vereinigung zwischen Corpus ciliare und Linse scheint sich Galen in der Art vorgestellt zu haben, dass vom Corpus cil. aus ein Band nach dem Linsenrand hin sich erstreckte, bevor es diesen aber noch zu erreichen vermochte, in zwei Blätter zerfiel, von denen das eine rings um den Linsenrand sich inserirte, das andere aber mehr sich an die hintere Fläche der Linse begab; wenigstens scheint er eine doppelte Insertionsstelle an der Linse angenommen zu haben. Jedenfalls ist aber die Galen'sche Schilderung höchst unklar und deshalb ein deutliches Bild seiner Vorstellungen kaum mit Sicherheit zu entwerfen.

[2] Die verschiedenen Farben der Regenbogenhaut haben nach der Vorstellung

Loch durchsetzt sei. Und durch dieses Loch gewann sie, gemäss der Galen'schen Anschauungen, für den Sehact insofern eine hohe Bedeutung, als der geistige die Lichtempfindung vermittelnde Stoff grade in der Pupille sich befinden und durch seine Quantität die Grösse derselben bedingen sollte. Jede Schwankung in dem Zufluss jener geistigen Empfindungsmaterie musste sich nach dieser Vorstellung auch alsbald in Grösseveränderungen der Pupille kundgeben und zwar in der Weise, dass Verringerung derselben Contraction, Vermehrung aber Erweiterung der Pupille im Gefolge haben sollte[1]. Die consensuelle Reaction der Pupille wurde in ähnlicher Weise erklärt, indem man glaubte: die gesammte geistige Materie ströme jetzt aus dem verschlossenen Auge in das geöffnete und erweitere so mechanisch deren Pupille[2]; und zwar setzte dieses Strömen des spirituellen Stoffes aus einem in das andere Auge eine Communication im Chiasma voraus.

Schliesslich erblickte Galen in dem lockeren Gewebe der hinteren der Linse zugekehrten Irisfläche auch noch einen für die Linse bestimmten Schutzapparat, indem er annahm: diese hintere Fläche sauge wie ein Schwamm das Kammerwasser ein und erhielte damit die Linse immer feucht[3].

Die Netzhaut wurde von Galen nicht als eine wirkliche Haut angesehen, sondern vielmehr als eine membranartige Ausbreitung des Sehnerven oder eigentlich des Gehirnes. Darum sagt er auch an den verschiedensten Stellen seiner Werke[4]: die Netzhaut (ἀμφιβληστροειδής genannt) bewähre sich in keiner Beziehung als eine wirkliche Haut, weder nach ihrer Farbe, noch auch nach ihrer Beschaffenheit, sondern vielmehr nur als wirkliche und wahre Gehirnsubstanz. Ihre räumliche

---

Galen's eine gewisse optische Bedeutung, und vindicirt er eine solche besonders dem dunklen, sowie dem blauen Pigment. Diese Farben, welche ja im Alterthum für das ermüdete Auge überhaupt als wohlthätig galten, sollten den Einfluss des allzu hellen Lichtes mildern, eine Vorstellung, welche wir in ähnlicher Form bereits bei Plinius gefunden haben.

[1] De usu partium Lib. X. Cap. 5. Die Richtigkeit dieser seiner Vorstellungen suchte Galen auch auf experimentellem Wege zu erbringen, indem er sagt: „Wenn man bei einem getödteten Thier die Chorioidea von dem Inneren des Auges aus aufbläst, so sieht man, dass die Pupille sich ausdehnt; durch diesen Versuch wird also bewiesen, dass die Pupille durch eine geistige Materie (von ihm stets πνεῦμα genannt) erweitert werde.

[2] De sympt. causis. Lib. I. Cap. 2.

[3] De usu part. Lib. X. Cap. 6.

[4] De usu part. Lib. X. Cap. 2. u. De Hippocratis et Platonis placitis. Lib. VII. Cap. 5, wo er sagt: „Wenn man die Netzhaut wegnimmt und sich Mühe giebt, alle Theile zu sammeln, so erscheint sie als Gehirnmasse.“ Aus diesem Grunde nennt er denn auch die Netzhaut bisweilen „netzförmiger Körper ἀμφιβληστροειδὲς σῶμα.“

Ausdehnung bestimmte Galen in der Art, dass er lehrte: sie erstrecke sich mit der Aderhaut bis vorn an die Linse, wo sie nicht allein an den Rand dieser sich anhefte, sondern auch mit dem Corpus ciliare verschmelze[1].

Hinsichtlich ihrer Function klingen die Lehren Galen's schon überraschend geläutert und verständig; ihre Hauptbestimmung bestehe darin: alle zur krystallinischen Feuchtigkeit gelangten Eindrücke zu empfinden und dem Gehirn zu übermitteln. Doch trübt er diese seine Erkenntniss alsbald wieder durch die Bemerkung: die Netzhaut führe dem Glaskörper die nothwendige Nahrungsflüssigkeit zu, wie dies die hohe Entwickelung ihres Gefässsystems zeige.

Die Linsenkapsel[2] (ὁ ἴδιος χιτών) wird als eine weisse, ungemein zarte Haut geschildert, deren Gewebe dünner sein soll, wie das feinste Spinnennetz. Wenn aber Galen sie sodann noch mit einer Zwiebelschale vergleicht, so scheint dieser Vergleich wohl mehr dem schaligen, geschichteten Bau der Linse selbst, als deren Kapsel zu gelten. Ferner bemerkt Galen: Die Linsenkapsel übertreffe durch ihre Glätte und den ihr eigenthümlichen Glanz alle, auch die besten Spiegel, eine Behauptung, zu der ihn offenbar seine aprioristischen Vorstellungen von dem physiologischen Werth der Linse verführt haben. In Betreff der räumlichen Ausdehnung der Linsenkapsel weichen seine Anschauungen von denen seiner Vorgänger, so z. B. des Rufus, in keiner Weise ab. Sie soll also ausschliesslich nur die vordere Linsenfläche überziehen, während die hintere Hälfte der Linse jeder Umhüllung entbehrt und sich in unmittelbarster Weise dem Glaskörper anschmiegt.

Der Inhalt des Augapfels erfährt in der galenschen Ophthalmologie eine sehr genaue und eingehende anatomische, wie physiologische Beachtung. Im Allgemeinen werden drei den Bulbus erfüllende Flüssigkeiten angenommen: das Kammerwasser, die Linse und der Glaskörper.

Das Kammerwasser τὸ ὑδατοειδὴς wird von Galen als eine klare, dünne, zähflüssige und darum eiweissähnliche (ὠοειδὴς)[3], den Raum zwischen Linse und Hornhaut erfüllende Flüssigkeit beschrieben, deren Bedeutung für das functionelle Leben des Auges eine ungemein hohe sein sollte. Im Allgemeinen übertrug man ihm viererlei Functionen[4]:

---

[1] Das Aufhängeband der Linse bildete sich nach den antiken Vorstellungen also unter Mitwirkung der verschiedensten Augenhäute.

[2] De usu part. Lib. X. Cap. 4.

[3] Definit. med. 41.

[4] Einen Unterschied zwischen vorderer und hinterer Kammer, wie ihn die moderne Wissenschaft macht, kannte Galen noch nicht. Er spricht stets nur von einem vor der Linse befindlichen Hohlraum, dessen räumliche Ausdehnung er sich

einmal sollte es die Linse feucht halten und vor Austrocknung schützen, dann sollte es eine Berührung zwischen Hornhaut und Linse unmöglich machen, ferner hoffte man, es werde das in das Auge einfallende Licht etwas abdämpfen und dessen allzuheftige Wirkung mildern und schliesslich octroyirte man ihm auch noch eine optische Function, indem man annahm: dass sein flüssiger Zustand für das deutliche Sehen gewisse Bedeutung habe. Bei einer derartigen hohen Schätzung des Kammerwassers war es wohl natürlich, dass man einen Verlust desselben jetzt nicht mehr für ein nebensächliches und bedeutungsloses Ereigniss erachten durfte, ihm vielmehr eine grosse Wichtigkeit zuerkannte und bei Operationen darauf bedacht war, wenn möglich einen Abfluss des Humor aqueus zu vermeiden. Genau in demselben Sinne äussern sich die Ophthalmologen der nachgalenschen griechischen und römischen Zeit.

Die Linse wurde von Galen[1] und der gesammten nachgalenschen Medicin bis zu dem Beginn des siebenzehnten Jahrhunderts für das vorzüglichste Organ des Auges, für den eigentlichen Sitz der Lichtempfindung gehalten. Diese von Celsus nur nebensächlich angedeutete Lehre erreichte unter den Bemühungen Galen's eine solche Ausdehnung und eine derartige allgemeine Giltigkeit, dass man vor dem Ausspruch[2] nicht zurückscheute: um der Linse willen seien sämmtliche andere Organe des Auges erschaffen, ihr seien alle Theile des Auges dienstbar[3]. Was nun zuvörderst den anatomischen Bau der Linse anlangt, so be-

---

als eine sehr bedeutende gedacht haben muss, da er (De usu part. Lib. X. Cap. 5) ausdrücklich bemerkt: man fände bei Untersuchungen des Auges vor der Linse, zwischen dieser und der Hornhaut einen sehr grossen Raum. Die noch völlig auf antikem Boden stehenden Augenabbildungen späterer Forscher, wie Fuchs, Maurolycus u. A. zeigen, dass man der vorderen und hinteren Kammer mehr als die Hälfte des gesammten Bulbusinneren überwies und ich zweifele nicht, dass die Vorstellungen Galen's ganz ähnliche waren. Entsprechend dieser bedeutenden räumlichen Ausdehnung der Vorderkammer musste man natürlich auch die Menge des dieselbe erfüllenden Kammerwassers als sehr bedeutende erachten und möchte ich glauben, dass die Aeusserungen späterer Autoren hinsichtlich der Menge des Kammerwassers von denen Galen's gewiss nicht wesentlich verschieden gewesen sein dürften. Wenn z. B. Vesal (Lib. VII. Cap. 14. p. 499) den Humor aqueus die Hälfte des gesammten Bulbusinneren ausfüllen lässt, so bewegt er sich mit dieser Behauptung sicherlich noch vollständig auf dem Boden der antiken Ophthalmologie.

1 Galeno adscriptus liber de Anatomia vivorum.
De sympt. causis Lib. I. Cap. 2.
De usu part. Lib. X. Cap. 6.

2 De instrumento odoratus. Cap. 3.
De usu partium. Lib. VII. Cap. 6.
De sympt. causis. Lib. I. Cap. 2.

3 Method. med. Lib. II. Cap. 6.

schreibt sie Galen als einen weissen, klaren, glänzenden, dem Eis nicht unähnlichen Körper, welcher den Namen κρυσταλλοειδής führe. Ihre Gestalt gleiche nicht einer völlig runden Kugel und zeige nicht in allen Theilen dieselbe Wölbung. Die hintere Hälfte scheint Galen übrigens als eine Halbkugel angesprochen zu haben, da er sagt: die Linse schwimme im Glaskörper wie eine halb zerschnittene Kugel im Wasser; (De usu part. Lib. X. Cap. 2.) während er die der Pupille zugekehrte Seite als mehr platt gedrückt beschreibt (De usu part. Lib. X. csp. 15). Wesentlich abweichend von dieser Schilderung ist die Abbildung, welche de usu part. Lib. X. Cap. 12 (Kühn B. III. p. 839) von der Linse entworfen wird. Dort ist die vordere, der Pupille zugekehrte Hälfte nicht abgeplattet, sondern durchaus kreisrund.

Von dem schalenartigen Bau der Linse scheint man bereits auch schon eine unklare Ahnung gehabt zu haben, da man den Vergleich der vorderen Linsenumhüllung mit einer Zwiebel für treffend erachtete. Ihre Ernährung sollte nicht durch Blut erfolgen können, vielmehr nur durch ein Organ, welches ihr in Farbe und Zusammensetzung ähnlich sei, und dies sei eben der Glaskörper; und zwar erfolge diese Art von Ernährung durch unmittelbaren Austausch (κατὰ διάδοσιν) der beiden dicht einander anliegenden Organe. Aus diesem Grunde finde man auch keine zur Linse ziehenden Gefässe.

Die runde Gestalt der Linse sollte, nach der Ansicht Galen's eine möglichst grosse räumliche Ausdehnung des Gesichtsfeldes und somit die grösste Vollkommenheit des Sehactes ermöglichen[1].

Den Platz, welchen die Linse [2] in dem Innern der Bulbuskapsel einnehmen sollte, scheint man ziemlich im Mittelpunkt des Augapfels,

[1] Galen entwickelte die Mechanik des Sehactes in der Art, dass er sagte: die Linse sei das Grundorgan der Licht- und Farbenempfindung, in ihr erfolge die Entstehung der Bilder der Aussenwelt; das Perceptionsorgan, oder besser gesagt, das Mittel, durch welches die in der Linse erzeugte Empfindung nun zum Bewusstsein des Individuums gelange, sei die Netzhaut. Durch ihre unmittelbare Verbindung mit der Linse nähme sie alle in dieser erzeugten Veränderungen in sich auf und überführe sie dem Gehirn. Die Linse empfinge aber die Fähigkeit: die Eindrücke in sich selbst, sowie in ihre Kapsel aufzunehmen durch den in der Pupille angehäuften geistigen, dem Gehirn entströmenden Stoff.

[2] Die Linse müsse, so erklärt Galen (De usu part. Lib. X. Cap. 1), um alle die verschiedenen Farben der umgebenden Welt in sich aufnehmen und zur Empfindung bringen zu können, selbst farblos sein, wie dies ja auch wirklich der Fall wäre. Diese Eigenschaft könne sie aber nur in dem Falle bewahren, wenn der zu ihrer Ernährung bestimmte Stoff gleichfalls farblos wäre; führe derselbe aber eine Farbe, so würde die Linse alsbald auch die Farbe dieses ihres Nährstoffes annehmen und damit ihre optische Werthigkeit einbüssen.

ja wahrscheinlich sogar noch ein gut Stück hinter demselben gesucht zu haben. Denn in der bereits oben citirten Galen'schen Abbildung liegt die Linse ein beträchtliches Stück hinter der Pupille, wird von ihr durch einen weiten Zwischenraum getrennt. Würde man diese partielle Darstellung in eine schematische Abbildung des Augendurchschnittes eintragen, so müsste die Linse zweifellos hinter dem Mittelpunkt des Augapfels zu liegen kommen[1].

Der Glaskörper, ὑαλοειδής, wird als eine dem geschmolzenen Glase gleichkommende, weisse[2] Masse beschrieben, mit einer an ihrer vorderen Fläche befindlichen und zur Aufnahme der Linse bestimmten seichten Delle. Als Umhüllungsmembran wird die Netzhaut angesprochen, welche zugleich auch die Ernährung des Glaskörpers leisten sollte. Die Anwesenheit eines jeden Gefässes, auch eines central verlaufenden wird bestimmt in Abrede gestellt. Die Menge des Corpus vitreum scheint man nicht grade hoch angeschlagen und keinesfalls für bedeutender, als die des Kamerwassers gehalten zu haben. Und was schliesslich seine physiologische Function betrifft, so suchte man dieselbe ausschliesslich nur in der Ernährung der Linse.

Der Sehnerv, ὄπτικον νεῦρον oder πόρος, wird von Galen[3] unter allen Nerven, sowohl den aus dem Gehirn als auch den aus dem Rückenmark entspringenden, als der vollkommenste bezeichnet. Seiner Substanz nach lässt er ihn aus verdichteter und straff verbundener Gehirnmasse bestehen[4] und unterscheidet eine weiche centrale und eine harte periphere Schicht, sowie einen centralen den Nerven von seinem Ursprung im Gehirn bis zum Eintritt in den Bulbus durchsetzenden Kanal[5]. Ausser diesem Centralkanal beschreibt er[6] aber noch eine Anzahl feiner Löcher, welche an der Eintrittsstelle des Nerven in das Augeninnere bemerkbar sein

---

1 Die nachgalensche Medicin hielt an diesen irrigen Vorstellungen hinsichtlich der Topographie der Linse fest und dürfte ein Umschwung erst mit dem Beginne des siebenzehnten Jahrhunderts erfolgt sein. In den aus dieser Epoche stammenden anatomischen Abbildungen sieht man die Linse der Pupille sich immer mehr nähern, die bis dahin so geräumige Hinterkammer immer kleiner werden.

2 Die eigentliche Farbe des Glaskörpers bestimmt Galen (de usu part. Lib. X. Cap. 1) genauer als ein schmutziges Grauweiss von der Art, wenn man sehr wenig Weiss mit sehr viel Schwarz zusammenmischt.

3 De usu part. Lib. VIII. Cap. 6.

4 De Hippocrat. et Plat. placit. Lib. VII. Cap. 5.

5 Diesen centralen Kanal des Nervus opticus betrachtet Galen (de usu part. Lib. XVI. Cap. 3. de Hippocr. et Plat. placit. Lib. VII. Cap. 4) als eine directe Fortsetzung der Seitenventricel des Gehirns (de nervorum dissect. Lib. II., de usu part. Lib. XVI. Cap. 3.)

6 De Hippocratis et Platonis placitis. Lib. VII. Cap. 4.

sollen und offenbar der Lamina cribrosa der modernen Anatomie entsprechen. Fügen wir dieser Schilderung noch die Behauptung Galen's bei, dass der Sehnerv überhaupt einer der weichsten Körpernerven und von auffallender Dicke sei, sowie dass ihn die harte und weiche Hirnhaut bis zu seinem Eintritt in die Bulbuskapsel vollständig umhüllen[1], so wäre damit die Beschreibung des extracraniellen Abschnittes des Sehnerven erschöpft und es bliebe nur noch die Betrachtung seiner intracraniellen Parthie übrig. Diese theilt Galen in zwei Abschnitte, und zwar in den von der centralen Ursprungsstelle bis zum Chiasma sich erstreckenden Theil und in das Chiasma selbst. Der erstere dieser beiden Abschnitte, also der dem Gehirn zunächst befindliche, umfasst die Ursprungsstelle des Nerven aus dem Gehirn; und gerade diese Parthie scheint vor Galen einer genaueren anatomischen Untersuchung noch nicht gewürdigt worden zu sein; wenigstens bemerkt Galen[2] ausdrücklich: er habe den centralen Ursprung des Nervus opticus zuerst anatomisch nachgewiesen. Gemäss dieser seiner Beschreibung entspringt nun der Sehnerv in dem vorderen Ende der Seitenventricel, welche gleichsam sein Lager (θαλαμη) bilden, in der Weise, dass sein oberes, wie ein Horn gekrümmtes und weit in den Ventricel hinreichendes Ende sich allmählich schief gegen die Gehirnbasis herabbiegt, um schliesslich hier zu enden. Trägt man die gesammte an dieser Stelle den Ursprung des Nerven umlagernde Gehirnsubstanz ab, so soll man hier drei Oeffnungen finden, von denen die eine das centrale Ende des hypothetischen, den Nervus opticus durchlaufenden Axenkanals vorstellt. Was nun das Chiasma anlangt, so gehen die beiden Sehnerven, nach der Versicherung Galen's[3], in demselben keine totale Kreuzung ein, sondern sie vereinigen vielmehr nur ihre Axenkanäle miteinander; die Vorstellung einer totalen Kreuzung führt er lediglich nur auf eine in Folge ungenauer Untersuchung entstandene Täuschung zurück. Im Uebrigen dient das Chiasma hauptsächlich einem optischen Zweck, indem es des Einfachsehen mit zwei Augen ermöglichen soll[4]. Auch soll durch die Communication der Axenkanäle ein Austausch, sowie eine Verstärkung und Vermehrung des dem einzelnen Auge zuströmenden geistigen Fluidums ermöglicht werden. Und dieser letztere Zweck scheint von der nachgalenschen Ophthalmologie

[1] De usu part. Lib. X. Cap. 2.

[2] De usu part. Lib. XVI. Cap. 3.

[3] De Hippocratis et Plat. placitis. Lib. VII. Cap. 4.

[4] De usu part. Lib. X. Cap. 12; dort sagt Galen: „Wenn man die Sehnerven nicht mit der gehörigen Vorsicht der anatomischen Untersuchung unterwirft, so glaubt man, dass sie zuverlässig eine Verwechslung eingehen und gegenseitig über einander laufen; allein die Sache verhält sich nicht der Art.“

als der hauptsächlichste angesehen worden zu sein[1]. So sagt z. B. Oribasius (Med. collect. Lib. XXIV. Cap. 4) über die Function des Chiasma: „ut spiritus, qui a cerebro ad utrunque oculum proficiscitur, si quando eorum alter clausus fuerit, aut omnino mutilus, in alternum plane commearet. Videndi etiam facultate eo modo duplicata, acrius erat visurus.“

Gefässe und Nerven des Augapfels werden ziemlich oberflächlich und ungenau beschrieben. Die zur Ernährung des Augapfels nothwendigen Gefässe gelangen mit den Hüllen des Sehnerven in den Bulbus, während die Nerven des Auges und zwar speciell die der äusseren Bulbusmuskulatur aus einem gemeinsamen Raum entspringen, welcher dicht neben dem Sehnerven, von diesem nur durch eine dünne Knochenplatte getrennt, aus der Schädelkapsel in die Augenhöhle führen soll[2]. Dieser alle Muskeln des Auges versorgende Nerv, welchen Galen das zweite Paar[3] nennt, dürfte wohl mit dem Oculomotorius der heutigen Anatomie gleichwerthig sein. Ueber die einzelnen Aeste desselben sind die Angaben etwas mangelhaft und beschränken sich eigentlich nur auf Angaben über die Consistenz, welche als auffallend weich bezeichnet wird, und über ihre Anzahl[4].

Der Thränenapparat scheint dem Galen[5] in seinen verschiedenen Einzelnheiten noch nicht recht verständlich gewesen zu sein. Besonders dürfte die Vorstellung, welche er vom Thränensack[6] gehabt hat, noch eine sehr unvollkommene gewesen sein, indem er die Plica semilunaris, die Caruncula lacrymalis und den Saccus lacrymalis zusammenwirft und für einen in die Nase mündenden Körper hält. Ausser diesem die Thränen aus dem Auge in die Nase abführenden Organ nennt er noch die beiden Thränenpunkte als Theile gleicher Bestimmung. Doch sollen dieselben nicht nur im Stande sein, die Thränen abzuleiten, sondern auch das Vermögen besitzen Feuchtig-

---

1 Galen glaubt nämlich: es müssten zum Einfachsehen die Sehaxen, welche er sich im Centrum des Nervus opticus befindlich vorstellt, in einer horizontalen Ebene liegen und um sie in dieser zu erhalten, sei eben das Chiasma nothwendig. Denn da nach den Lehren des Euclides zwei sich in einem Punkte schneidende gerade Linien in einer Ebene liegen müssten, so müssten nothwendigerweise auch beide Sehnerven, sobald sie sich in einem Punkte schnitten, in derselben Ebene liegen. Das Chiasma sei also lediglich nur in der Fürsorge geschaffen worden, um den Sehnerven die Gelegenheit zu bieten, sich bereits in utero in einer Ebene zu entwickeln und späterhin, nach der Geburt sich auch in derselben zu erhalten. (De usu part. Lib. X. Cap. 12).

2 De usu part. Lib. IX. Cap. 13.

3 De nervorum dissectione. Cap. 3.

4 De locis affectis. Lib. IV. Cap. 5.

5 De usu part. Lib. IX. Cap. 13.

6 De usu part. Lib. X. Cap. 11.

keit wieder in das Auge zurücktreten zu lassen, sobald dasselbe trocken und zu wenig feucht sei[1]. Die Thränendrüsen scheint Galen am genauesten gekannt zu haben; er beschreibt deren zwei, eine am unteren und eine am oberen Lide und hat auch bereits deren feine Ausführungsgänge gesehen[2].

Der Bewegungsapparat des Augapfels wird von Galen in klarster Weise geschildert, doch darf man dabei nicht vergessen, dass sich seine Beschreibung lediglich nur auf Thieraugen bezieht. Er zählt sechs Be-

---

[1] Hirsch (B. 7. p. 270. Anm. 5) will dem Galen, sowie überhaupt der gesammten griechischen Medicin, die Kenntniss des Thränensackes vollständig aberkennen. Doch will mir scheinen, als wenn er mit dieser Behauptung etwas zu weit gegangen wäre und den eigentlichen Standpunkt nicht ganz correct erfasst hätte; lautete sein Ausspruch dahin, dass die Vorstellung, welche Galen von den Thränen ableitenden Organen besessen habe, eine nur sehr unklare und unvollkommene gewesen sei, so würde man ihm ohne Weiteres haben zustimmen können, während er in seiner jetzigen, die Kenntniss des Thränensackes durchaus negirenden Form zu gewissen Bedenklichkeiten Veranlassung geben muss. Da Rohlfs gerade diesen Punkt an der Hand des Galen'schen Textes kritisch beleuchtet hat, so mögen es meine Leser gestatten, dass ich ihnen zur Ermöglichung eines eigenen Urtheils die betreffenden Bemerkungen von Rohlfs hier anziehe; derselbe sagt: „Wenn Hirsch behauptet, dass der Thränensack weder Galen', (noch den späteren griechischen Aerzten bekannt gewesen sei, so können wir auch diesen Ausspruch nicht unbedingt gelten lassen. Galen sagt (Ed. Kühn. T. III. p. 809): „Operimentum foramini, quod est ad nares, corpus hoc carnosum, quod est ad angulum màjorem, natura imposuit.“ Dieses Operimentum hält Hirsch für die Caruncula lacrymalis. Da letztere aber nicht mit der Nase durch einen Kanal in Verbindung steht, Galen aber ausdrücklich von jenem Corpus carnosum dies behauptet, so liegt auf der Hand, dass es unstatthaft ist, hierin die Caruncula lacrymalis erblicken zu wollen. Aus der ganzen Beschreibung des Galen geht vielmehr hervor, dass er die Plica semilunaris, die Caruncula lacrymalis und den Saccus lacrymalis identificirt und für einen Körper hält. Denn wie hätte er sonst von einem Abfluss der Thränen in die Nase sprechen können? Dsss dies seine wirkliche Ansicht war, geht ferner daraus hervor, dass er weiter unten die Thränenpunkte als ein zweites Organ beschreibt, welches die Augenfeuchtigkeiten in die Nase abführe. . . . . Haller schreibt nicht bloss dem Galen die Kenntniss des Thränensackes zu, sondern auch dem Avicenna und Vegetius.

[2] Ich möchte nicht mit Hirsch (B. 7. p. 270. § 19) annehmen, Galen habe in den Thränenpunkten wirklich eine Quelle der Thränen gesehen, sondern neige der Ansicht zu, er habe mit den Worten: „καὶ ὑγρότητα λεπτὴν ἐν μέρει δίδωσί τε καί λαμβάνει“ nur auf die Möglichkeit hindeuten wollen, dass den Thränenpunkten unter Umständen wohl auch eine Flüssigkeit entströmen könne. Und dies ist ja unter pathologischen Voraussetzungen bekanntlich auch der Fall; bei Dakryocystoblennorrhoe lässt sich ja aus den Thränenkanälchen eine mehr oder minder schleimig-eitrige Flüssigkeit in den Conjunctivalsack entleeren. Da aber dem Galen das Verständniss dieses pathologischen Vorganges noch durchaus mangelte, so sah er in demselben eine physiologische Erscheinung.

wegungs- und einen Schutzmuskel [1]; die ersteren theilt er in vier gerade, einen oberen, unteren, äusseren und inneren und zwei schiefe ein. Die vier geraden laufen in kräftige, sich hautähnlich ausbreitende sehnige Endigungen aus, welche sich zu einem breiten, an dem Scleralbord endigenden Kreis vereinigen. Die schiefen Muskeln entspringen am inneren Augenwinkel [2] und verlaufen schräg gegen den äusseren Winkel hin. Der Schutzmuskel bildet ein mächtiges trichterähnliches, den Sehnerven mantelartig umhüllendes Polster, das sich wohl auch in mehrere Schichten trennen lässt und von einzelnen Anatomen aus diesem Grunde auch in verschiedene Muskelgruppen aufgelöst worden ist.

Die geraden Muskeln bewegen das Auge nach Aussen, Innen, Oben und Unten, während die schiefen das Auge im Kreis rollen [3]. Der siebente, trichterförmig gestaltete Muskel sollte hauptsächlich zum Schutz des Sehnerven dienen, doch theilte man ihm auch noch eine Function bei der Accommodation [4] zu, welche darin bestehen sollte: dass er beim Betrachten kleiner Gegenstände das Auge feststellen und so zum Erkennen des fixirten kleinen Objectes befähigen müsse [5]. Es verlegte somit die antike Ophthalmologie den Accommodationsapparat lediglich in die den Bulbus umhüllende Muskulatur und suchte den physiologischen Effect desselben wesentlich nur in einer möglichst festen Ruhigstellung des Augapfels.

An dieser Schilderung wagte die nachgalenische Zeit so wenig zu verändern, dass selbst so klare Köpfe wie Vesal, Riverius, Scheiner u. A. noch 7 Muskeln des Augapfels zählten.

Der Einfluss, welchen die nunmehr auf dem Höhepunkt ihrer Entwickelung angelangte antike Ophthalmoanatomie auf die gesammte

---

1 De usu part. Lib. X. Cap. 8.
De motu musculorum. Cap. 3.
De muscul. dissectione.
De locis affectis. Cap. 2.

2 Hiernach scheint Galen also die Trochlea für die eigentliche Ursprungsstelle des Obliquus superior angesehen zu haben.

3 Hinsichtlich der pathologischen Erscheinungen am Muskelapparat des Auges scheinen den Galen besonders die Lähmungen interessirt zu haben. Er beschreibt die secundären Ablenkungen bei Lähmungen in sehr treffender Weise, während er über die optischen Erscheinungen weniger unterrichtet sich zeigt, da er das Auftreten von Doppelbildern nur für Lähmungen des Rectus superior und inferior, sowie der beiden Obliqui zutreffend erklärt.

4 An einen anderen Ort (v. Gräfe, Archiv. B. XXIII. Abth. 3) habe ich bereits den Beweis zu führen gesucht, dass die antike Ophthalmologie die Aeusserungen der Accommodation schon bemerkt hatte.

5 De muscul. dissect. und Oribasius Medic. collect. Lib. XXV. Cap. 28.

übrige Augenheilkunde gewann, lässt sich im Allgemeinen als eine höhere Potenz des bereits in der nachalexandrinischen Zeit beginnenden Entwickelungstypus auffassen. Man suchte die Ergebnisse der anatomischen Untersuchung sowohl für die Erklärung der Functionsäusserungen des Auges zu verwerthen, als man auch darauf bedacht war, ihnen in der Pathologie und Therapie zur verdienten Beachtung zu verhelfen. Da man aber bei diesem Unternehmen durchaus nicht gewillt war, sich jeder theoretischen Speculation zu entschlagen, man vielmehr den aprioristischen Standpunkt sowohl in der Physiologie, wie auch in der Pathologie eine ganz ausserordentliche Rücksichtnahme zu Theil werden liess, so gewann dadurch das gesammte Lehrgebäude der Augenheilkunde in allen seinen einzelnen Theilen einen eigenthümlichen phantastisch-realistischen Anstrich. Die Rücksicht auf die anatomische Form wurde zwar ängstlich gewahrt und ihr auch behufs Erklärung der physiologischen wie pathologischen Erscheinungen eine hohe Bedeutung zuerkannt, doch legte man die anatomische Thatsache der physiologischen und pathologischen Auffassung nicht zu Grunde, sondern baute diese vor wie nach auf dem schwankenden Fundamente speculativer, aprioristischer Voraussetzungen auf und benutzte die anatomische Form nur dazu, um aus ihr einen Beweis für dieses luftige Gebäude herzuleiten. Man fing also bei dem Aufbau des ophthalmologischen Lehrgebäudes nicht damit an, auf einem sicheren anatomischen Fundament vorsichtig Stein für Stein aufzusetzen, sondern man begann kühn den Bau mit Errichtung des das ganze Gebäude krönenden Daches, und gründete die Hauptpfeiler dieses wunderlichen Baues auf die wankende Basis aprioristischer Speculationen. Doch kann man nicht leugnen, dass man bei Aufführung dieses eigenthümlichen, aus Anatomie und Phantasie wunderlich zusammengeschweissten ophthalmologischen Systems einen erstaunlichen Scharfsinn zu Tage förderte. Es ist bewundernswerth, in welcher feinen und eleganten, kühnen und phantastischen Weise die Forscher dieser Periode, und an ihrer Spitze vor allem Galen, die anatomische Thatsache für Erhärtung ihrer Anschauungen zu benutzen verstanden. Ich erinnere nur an die scheinbar so überzeugende und ungezwungene Erklärung, welche man für die Grösseschwankungen der Pupille gab. Die theoretisch construirte Vorstellung des Spiritus visibilis wusste man so geschickt mit dem anatomischen Befund der Pupille zu vereinen, beide sich als so vollständig deckend darzustellen, dass es uns gar nicht Wunder nimmt, wenn ein solches System den Beifall der autoritätsbedürftigen Menge dauernd zu erringen wusste. Und da man auch etwaige Experimente nur in der Absicht ausführte, um philosophisch bereits fix und fertig gestellte Anschauungen durch den scheinbar überzeugenden Beweis des gelungenen Versuchs zu erhärten[1], so hatte man alle Factoren geschickt benutzt und dem gesammten System den Anschein einer exacten Wissenschaftlichkeit in hohem Grade zu verschaffen gewusst.

Von wesentlich praktischerer Bedeutung waren die Ergebnisse, welche die Galen'sche Anatomie des Auges für Diagnose und Prognose im Gefolge hatte. Die Verfeinerung in der Kenntniss der verschiedenen Bulbusorgane machte sich alsbald in einer merklich präciseren Diagnose kenntlich. Und zwar tritt diese Erscheinung, welche wir bereits als unmittelbare Folge der alexandrinischen Schule in der zweiten Periode der antiken Ophthalmologie deutlich genug sich entwickeln sahen, in der nachgalenischen Zeit noch schärfer und klarer hervor. Man stelle einen Vergleich zwischen der Symptomatologie des Celsus und eines Vertreters der nachgalenischen Medicin, z. B. des Aëtius an und man wird sich von der Wahrheit dieser Behauptung schnell genug überzeugen. Aëtius localisirt die Erkrankungen des Auges schon viel genauer wie jener; das Streben, die pathologischen Erscheinungen des Auges an der Hand anatomischer Kenntnisse systematisch zu ordnen, die allgemein gehaltenen Krankheitsbilder immer mehr auszuscheiden und sie, wenn möglich, in specielle aufzulösen, ist zwar bei Celsus auch nicht zu verkennen, doch hat dasselbe bei ihm noch lange nicht die Erfolge aufzuweisen, wie bei Aëtius.

[1] So gingen z. B. die Versuche, welche Galen zum Beweis der von ihm besonders cultivirten Theorie der Pupillarbewegungen anstellte, lediglich nur von der Voraussetzung eines in der Pupille vorhandenen Pneuma's aus. Dem Nachweis dieser Materie galt sein Experiment ganz ausschliesslich und durchaus nicht der Erforschung der die Pupillarbewegungen erzeugenden Momente.

Uebersicht

der benutzten Literatur.

Aelianus. De natura animalium. Ed. Jacobs. Jenae 1832.

Aëtius. Libri universales quatuor. In: Medicae artis principes. Paris 1567.

Andreae. Zur ältesten Geschichte der Augenheilkunde. Magdeburg 1841.

Andreae. Die Augenheilkunde des Hippokrates. Magdeburg 1843.

Aretaeus. De causis et signis acutorum et diuturnorum morborum. In: Medicae artis principes. Paris 1567.

Aristoteles. Opera omnia. Edid. Academia regia Borussica. Berolini 1831.

Aristoteles. Thierkunde. Kritisch berichtigter Text mit deutscher Uebersetzung und sprachlicher Erklärung und vollständigem Index. Von Aubert und Wimmer. Leipzig 1868.

Briggs. Ophthalmographia. Cantabrigiae 1676.

Brücke. Anatomische Beschreibung des menschlichen Augapfels. Berlin 1847.

Cassii medici medicae questiones et problemata. In: Medicae artis principes. Paris 1567.

Celsus. De re medica libri acto. In: Med. art. princip. Paris 1567.

Chalcidius. Timaeus de Platonis translatus. Idem ejusdem in eundem commentarius. Ed. Meursius. Lugd. Batav. 1617.

Choulant. Handbuch der Bücherkunde für die ältere Medicin. Leipzig 1841.

Diogenes Laertius. De vitis clarorum philosophorum. Coloniae 1616.

Dioscorides. Opera quae extant omnia. Ed. Saracenus. Frankofurti a/M. 1598.

Dohlhoff. Ueber die Augenheilkunde des Celsus. In: Gräfe u. v. Ammon. Journal der Chirurgie und Augenheilkunde. B. 5. Heft 3. Berlin 1823.

Franz. Scriptores physignomiae. Altenburg 1780.

Fuchs. Alle Krankheyt der Augen. Strassburg 1539.

Galenus. Opera omnia. Ed. Kühn. Lipsiae 1821—1833.

Gellius. Nocticum atticarum libri XX. Ed. Hertz. Lipsiae 1861.

Günz. Hippocrates de humoribus purgandis. Lipsiae 1745.

Häser. Lehrbuch der Geschichte der Medicin. Jena 1875.

Haller. Elementa physiologiae corporis humani. T. V. Lausannae 1763.

Haller. De carnibus seu principiis artis medicae. T. II. Lausannae 1770.

Hippokrates. Oeuvres complètes. Par Littré. Paris 1839—1861.

Hirsch. De collectionis hippocraticae auctorum anatomia qualis fuerat et quantum ad pathologiam eorum valuerit. Berolini 1864.

Hirsch. Geschichte der Ophthalmologie. In: Gräfe u. Sämisch. Handbuch der gesammten Augenheilkunde. Band 7. Theil 5. Leipzig 1876.

Hyrtl. Antiquitates anatomicae rariores. Vindobonae 1835.

Hyrtl. Lehrbuch der Anatomie des Menschen. Wien 1862.

Lassus. Essai ou Discours historique et critique sur les Découvertes faites en Anatomie par les Anciens et par les Modernes. Paris 1783.

Magnus. Geschichte des grauen Staares. Leipzig 1876.

Magnus. Historische Tafeln zur Anatomie des Auges. Beilageheft zu den Klin. Monatsblättern für Augenheilkunde. Juniheft. XV. Jahrgang. Rostock 1877.

Magnus. Die Kenntniss der Sehstörungen bei den Griechen und Römern. In: v. Graefe. Archiv für Ophthalmologie. B. XXIII. Abth. 3. Berlin 1877.

Marcellus. De medicamentis empiricis. Basileae 1536.

Marx. Herophilus. Ein Beitrag zur Geschichte der Medicin. Carlsruhe und Baden 1838.

Marx. Uebersichtliche Anordnung der die Medicin betreffenden Aussprüche des Philosophen Lucius Annaeus Seneca. Göttingen 1877.

Maurolyci Theoremata de lumine et umbra ad perspectivam et radiorum incidentiam facientia. Lugduni 1613.

Morel. ·De vocabulis partium corporis in lingua graeca metaphorice dictis. Dissert. Inaug. Genevae 1875.

Mullach. Fragmenta philosophorum graecorum. Parisiis 1860–1867.

Newes hochnützlichs Büchlin und Anothomi eynes auffgethonen Augs. Strassburg 1539.

Oribasius. Medicinalia collecta. In: Medicae artis principes. Paris 1567.

Philippson. Ὕλη ἀνθρωπίνη. Berolini 1839.

Plato. Menon. Uebersetzt von Schleiermacher. Theil 2. Band 1. Berlin 1818.

Plinius. Naturalis historiae libri XXXVII. Ed. Sillig. Hamburgi et Gothae 1851—1858.

Pollux. Onomasticon. Ed. Dindorf. Lipsiae 1824.

Ritter. Claudius Galenus Leistungen im Gesammtgebiet der Augenheilkunde, aus dessen sämmtlichen Schriften gesammelt, geordnet und treu übersetzt. In: v. Walther u. v. Ammon. Journal. Neue Folge. B. I. H. 3. Berlin 1843.

Rohlfs. Kritik der Geschichte der Ophthalmologie von Hirsch. In: Schmidt. Jahrbücher der gesammten Medicin. Leipzig 1877.

Rufus. De appellationibus partium corporis humani. In: Med. art. principes. Paris 1567.

Scheiner. Oculus hoc est: Fundamentum opticum. Friburgi Brisgoiae 1621.

Sprengel. Geschichte der Chirurgie. Halle 1819.

Stenzel. De Hippocratis studio anatomico singulari. Dissert. Inaug. Vitembergae 1754.

Stephanus. Thesaurus graecae linguae. Ed. Hase et Dindorf. Vol. II. Paris 1833. Vol. IV. Paris 1841.

Suidas. Lexicon. Graece et latine. Ed. Kusterus. Cantabrigiae 1705.

Vesalius. Anatomia. Venetiis 1614.

Wallroth. Syntagma de ophthalmologia veterum. Halae 1818.

Wundt. Beiträge zur Theorie der Sinneswahrnehmung. Zweite Abhandlung. Zur Theorie des Sehens. In: Henle u. Pfeuffer. Zeitschrift für rationelle Medicin. Dritte Reihe. B. IV. Leipzig und Heidelberg 1859.

Zeis. Anatomische Untersuchungen der Meibomischen Drüsen des Menschen und der Thiere mit besonderer Berücksichtigung ihres Verhaltens zum Tarsus. In: v. Ammon. Zeitschrift für die Ophthalmologie. B. IV. Heidelberg und Leipzig 1835.

Inhalt.

Druck von Metzger & Wittig in Leipzig.